T0194017

essentials

Essentials liefern aktuelles Wissen in konzentrierter Form. Die Essenz dessen, worauf es als „State-of-the-Art" in der gegenwärtigen Fachdiskussion oder in der Praxis ankommt. *Essentials* informieren schnell, unkompliziert und verständlich

- als Einführung in ein aktuelles Thema aus Ihrem Fachgebiet
- als Einstieg in ein für Sie noch unbekanntes Themenfeld
- als Einblick, um zum Thema mitreden zu können

Die Bücher in elektronischer und gedruckter Form bringen das Fachwissen von Springerautor*innen kompakt zur Darstellung. Sie sind besonders für die Nutzung als eBook auf Tablet-PCs, eBook-Readern und Smartphones geeignet. *Essentials* sind Wissensbausteine aus den Wirtschafts-, Sozial- und Geisteswissenschaften, aus Technik und Naturwissenschaften sowie aus Medizin, Psychologie und Gesundheitsberufen. Von renommierten Autor*innen aller Springer-Verlagsmarken.

Lotte Habermann-Horstmeier

Soziale, gesundheitliche und ökologische Nachhaltigkeit in der Behindertenarbeit

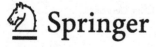 Springer

Lotte Habermann-Horstmeier
Villingen Institute of Public Health
(VIPH)
Villingen-Schwenningen, Deutschland

ISSN 2197-6708   ISSN 2197-6716   (electronic)
essentials
ISBN 978-3-662-68717-8   ISBN 978-3-662-68718-5   (eBook)
https://doi.org/10.1007/978-3-662-68718-5

Die Deutsche Nationalbibliothek verzeichnet diese Publikation in der Deutschen Nationalbibliografie; detaillierte bibliografische Daten sind im Internet über http://dnb.d-nb.de abrufbar.

Planung/Lektorat: Sarah Busch
Springer ist ein Imprint der eingetragenen Gesellschaft Springer-Verlag GmbH, DE und ist ein Teil von Springer Nature.
Die Anschrift der Gesellschaft ist: Heidelberger Platz 3, 14197 Berlin, Germany

Das Papier dieses Produkts ist recyclebar.

Was Sie in diesem *essential* finden können

- Beschreibung der Heterogenität und Vulnerabilität der Menschen mit geistiger Behinderung
- Näheres zu den Nachhaltigkeitsfeldern im Bereich der Behindertenhilfe
- Aspekte der sozialen Nachhaltigkeit bei Menschen mit geistiger Behinderung
- Beispielhafte Maßnahmen, die die Folgen des Klimawandels für Menschen mit geistiger Behinderung minimieren
- Beispielhafte Maßnahmen, die die Folgen von Umweltverschmutzung für Menschen mit geistiger Behinderung reduzieren

Einleitung

In stationären Einrichtungen der Behindertenhilfe (einschl. der Außenwohngruppen etc.) lebten in Deutschland im Jahr 2016 gut 200.000 Menschen (= 0,24 % der Bevölkerung). Es waren überwiegend Menschen mit geistiger Behinderung und schwerer Mehrfachbehinderung (62,4 %) bzw. Menschen mit schweren psychischen Einschränkungen (26,8 %; BAGFW 2018). Wie hoch die Anzahl der Menschen mit geistiger Behinderung ist, die nicht von der Statistik der Bundesarbeitsgemeinschaft der Freien Wohlfahrtspflege (BAGFW) erfasst wurde, weil sie nicht in einer entsprechenden Wohnform leben bzw. keine solchen Leistungen in Anspruch nehmen, ist unbekannt. Die Special Olympics Deutschland gehen beispielsweise davon aus, dass in Deutschland derzeit insgesamt etwa 320.000 Menschen mit einer geistigen Behinderung leben[1]. Nimmt man jedoch eine Normalverteilung des Merkmals „Intelligenz" (gemessen mithilfe eines IQ-Tests[2]) in der Bevölkerung an, müssten derzeit in Deutschland bei 84 Mio. Einwohner*innen insgesamt 2,1 % oder 1,76 Mio. Menschen einen IQ von ≤ 70 haben. Dies entspräche einer weit unterdurchschnittlichen Intelligenz bzw. einer leichten bis schweren/schwersten Intelligenzminderung. Insbesondere Personen mit einer schweren bis schwersten geistigen Behinderung haben oft noch zusätzliche gesundheitliche Einschränkungen.

Wie wichtig es ist, das Thema *Nachhaltigkeit* auch im Zusammenhang mit der Gesundheit von *Menschen mit geistiger Behinderung* (MmgB) zu denken, macht nicht zuletzt das Ahrtal-Hochwasser im Juli 2021 deutlich, durch das

---

[1] Siehe https://specialolympics.de/informieren/ueber-geistige-behinderung.

[2] Die Aussagekraft von IQ-Tests ist insbesondere bei Menschen mit geistiger Behinderung stark umstritten. Zudem ist eine unterdurchschnittliche Intelligenz nur eines von vielen Merkmalen einer geistigen Behinderung (s. Definition in Abschn. 1.1).

zwölf Bewohner*innen einer Lebenshilfe-Einrichtung für Menschen mit geistiger Behinderung starben, weil keine Hilfe zur Stelle war und sie sich nicht selbst retten konnten (Lebenshilfe Kreisvereinigung Ahrweiler 2021). Nachhaltigkeit soll in diesem Kapitel nun im Sinne der Definition des *Brundtland-Berichts* (Hauff 1987, S. 461) als eine Entwicklung verstanden werden, „die die Bedürfnisse der Gegenwart befriedigt, ohne zu riskieren, daß künftige Generationen ihre eigenen Bedürfnisse nicht befriedigen können". Dabei soll hier vorrangig auf die ökologische, soziale und gesundheitliche Nachhaltigkeit eingegangen werden.

Inhaltsverzeichnis

Menschen mit geistiger Behinderung 1

Im Folgenden soll nun jedoch zuerst einmal der oftmals sehr unterschiedlich verwendete Begriff der „Geistigen Behinderung" näher erläutert werden.

1.1 Definition „Geistige Behinderung"

Ebenso wie im Alltag werden auch in der Wissenschaft, in Politik und Verwaltung sehr unterschiedliche Begriffe für das Phänomen der geistigen Behinderung verwendet. So spricht etwa der Weltbericht Behinderung der WHO im Glossar der deutschen Übersetzung von einer ‚geistigen Schädigung' oder ‚geistigen Störung', im englischen Original aber von ‚Intellectual Impairment'. Verstanden wird darunter „eine Entwicklungshemmung oder unvollständige Entwicklung des Verstands, die bedeutet, dass die betreffende Person Schwierigkeiten haben kann, neue Dinge zu verstehen, zu erlernen und sich an sie zu erinnern und das Gelernte auf neue Situationen anzuwenden. Weitere Begriffe in diesem Zusammenhang sind ‚geistige Behinderung', ‚Lernbehinderung', ‚Lernschwierigkeiten' und im früheren Sprachgebrauch ‚geistige Retardierung' oder ‚mentales Handicap'" (WHO und Weltbank 2011, deutsche Übersetzung). Im englischen Original wird v. a. der Begriff der Lernbehinderung bzw. der ‚Learning Disabilities' benutzt, der jedoch im Glossar dort nicht näher definiert wird. In den USA spricht man in Fachkreisen v. a. von ‚Intellectual Disability' und in den letzten Jahren zunehmend von den ‚Intellectual and Developmental Disabilities' (IDD).

In diesem Kapitel soll der Begriff der Geistigen Behinderung in folgender Definition verwendet werden:

© Der/die Autor(en), exklusiv lizenziert an Springer-Verlag GmbH, DE, ein Teil von Springer Nature 2024
L. Habermann-Horstmeier, *Soziale, gesundheitliche und ökologische Nachhaltigkeit in der Behindertenarbeit*, essentials,
https://doi.org/10.1007/978-3-662-68718-5_1

Wichtig Bei einer Geistigen Behinderung handelt es sich um eine Syndrom-
ähnliche Konstellation von hierfür typischen Befunden, Symptomen und Faktoren
sowie deren funktionalen Auswirkungen, die in der Regel weitaus mehr als eine
Einschränkung im Bereich des Verstehens und des Lernens zur Folge haben.
Die Beeinträchtigung betrifft vielfach nicht nur den intellektuellen, sondern in
unterschiedlicher Ausprägung auch den emotionalen, den psychosozialen und den
psychomotorischen Bereich. Dabei kann es zu einer ausgeprägten Diskrepanz zwischen körperlichem, sozio-emotionalem und intellektuellem Entwicklungsstand
kommen. Die heterogene Gruppe der Menschen mit geistiger Behinderung (MmgB)
zeichnet sich daher durch sehr unterschiedliche Fähigkeiten und Bedürfnisse aus
(Habermann-Horstmeier 2022).

Der Begriff „Geist" wird hier somit sehr weit gefasst. Er beinhaltet nicht nur
die kognitiven Fähigkeiten wie Wahrnehmen, Lernen, Erinnern, Vorstellen, Denken etc., sondern bildet auch die Basis für emotionales, psychosoziales und
psychomotorisches Handeln. Ursache einer geistigen Behinderung sind Störungen der vorgeburtlichen oder frühkindlichen Hirnentwicklung. Typische Auslöser
können genetische Störungen, Chromosomenstörungen, Infektionen oder Schad-
stoffeinwirkungen auf das Ungeborene während der Schwangerschaft sowie auf
den Säugling bzw. das Kleinkind im Verlauf der frühkindlichen Entwicklung
sein. Auch ein Sauerstoffmangel während der Geburt kann entsprechende Folgen
haben. Die Entwicklung des Gehirns der betroffenen Kinder schlägt daher sehr
frühzeitig in bestimmten Bereichen einen abweichenden, alternativen Weg ein.
Je nach Zeitpunkt/Zeitraum, Art und Intensität der Einwirkung können beispielsweise die Entstehung bestimmter Hirnbereiche, die Verknüpfung verschiedener
Hirnareale miteinander oder die Funktionen einzelner Nervenzellbereiche so
beeinflusst werden, dass im weiteren Verlauf bestimmte Fähigkeiten gar nicht erst
oder nur eingeschränkt erworben werden können (Habermann-Horstmeier 2022).
Die vorgeburtliche und (früh-)kindliche Entwicklung läuft somit in bestimmten
Bereichen anders, verzögert oder unvollständig ab (Došen 2018; Sappok und Zepperitz 2019). Auch im weiteren Lebensverlauf passt sich das Gehirn – wie bei
allen Menschen – ständig den aktuellen Erfordernissen an, v. a. durch den Auf-
und Abbau von Nervenzellverbindungen (Hummel und Cohen 2005). Bei MmgB
setzt sich dadurch der oben beschriebene differente Entwicklungsverlauf auf der
Basis andersartiger anatomischer bzw. physiologischer Gegebenheiten weiter fort.
Hinzu kommen bei vielen MmgB noch zusätzliche körperliche Einschränkungen,
die jedoch sehr unterschiedlich ausgeprägt sein können.

1.2 Heterogenität und Vulnerabilität der Menschen mit geistiger Behinderung

Im Folgenden soll nun kurz darauf eingegangen werden, welchen Einfluss diese Heterogenität der MmgB auch auf ihre oft erhebliche gesundheitliche und soziale Vulnerabilität hat.

Heterogenität

Die 2006 verabschiedete und 2008 in Kraft getretene *UN-Behindertenrechtskonvention* betont in Artikel 5, dass alle Menschen vor dem Gesetz gleich und ohne Diskriminierung vom Gesetz gleich zu behandeln sind. Sie haben Anspruch auf gleichen Schutz und gleiche Vorteile durch das Gesetz. Allerdings spricht sie in ihrer Präambel in Absatz (i) erstmals auch von der *Vielfalt der Menschen mit Behinderungen,* in Absatz (j) von der Anerkennung der Notwendigkeit, die Menschenrechte aller Menschen mit Behinderungen zu fördern und zu schützen, einschließlich derjenigen, die intensivere Unterstützung benötigen, und in Absatz (o) davon, dass Menschen mit Behinderungen die Möglichkeit haben sollen, aktiv an Entscheidungsprozessen über politische Konzepte und über Programme mitzuwirken, v. a. dann, wenn diese sie unmittelbar betreffen (UN 2006).

Eine besonders große Vielfalt oder *Heterogenität* weist die Gruppe der Menschen mit geistigen Beeinträchtigungen auf. Dies gilt v. a. im Hinblick auf ihre sehr unterschiedlichen kognitiven, sozio-emotionalen und kommunikativen Fähigkeiten. Abb. 1.1 zeigt den Versuch einer Einordnung des Grades der geistigen Behinderung einer Person anhand des Grades ihrer sozio-emotionalen Entwicklung entsprechend dem SEO-Konzept nach Došen (2018) und Sappok und Zepperitz (2019) sowie ihres Intelligenzquotienten. Bei dieser Zuordnung handelt es sich um eine stark vereinfachende Darstellung. Das kognitive Niveau eines Menschen mit geistiger Behinderung kann sich auch deutlich vom erreichten sozio-emotionalen Niveau unterscheiden. Zudem können sich beide Faktoren im Verlauf des Lebens z. B. durch weiteres Lernen, aber auch durch das Absterben von Nervenzellen im Gehirn mit zunehmendem Alter ändern.

Vulnerabilität

Menschen mit geistiger Behinderung haben deutlich häufiger gesundheitliche Probleme als der Bevölkerungsdurchschnitt. Wie nicht behinderte Menschen leiden auch MmgB mit zunehmendem Alter häufiger an chronischen Krankheiten. Dabei ähnelt das Krankheitsspektrum dem der Durchschnittsbevölkerung. Insbesondere bei Menschen mit Fehlbildungen der Gliedmaßen oder Fehlstellungen der Gelenke

	SEO-Phase 1	SEO-Phase 2	SEO-Phase 3	SEO-Phase 4	SEO-Phase 5
Referenzalter *	0 - 6 Monate	6 - 18 Monate	1,5 - 3 Jahre	3 - 7 Jahre	7 - 12 Jahre
	Integration von Wahrnehmung und äußeren Strukturen	Soziale Bindungen	Ich-Du-Differenzierung	Ich-Bildung	Kompetitives und moralisches Ich
Entwicklungsstufen	Kein eigenes Körper-Ich	Bildung einer Vertrauensbasis	Persönlichkeitsaufbau	Lernen aus Erfahrung	Logisches Denken
		Ausprobieren eigener Fähigkeiten	Sichere Objektpermanenz	Soziale Regeln und Akzeptanz	Streben nach Autonomie
				Gruppenfähigkeit	
Grad der intellektuellen Behinderung (IB)	Schwerste IB		Schwere IB	Mittel-gradige IB	Leichte IB
Intelligenzquotient (IQ)	Bis 20		20 - 35	35 - 50	50 - 70

* **Referenzalter:** Das SEO-Konzept ordnet das sozio-emotionale Leistungsniveau von erwachsenen Menschen mit geistiger Behinderung dem Lebensalter zu, in dem das entsprechende Leistungsspektrum im Verlauf der regelrechten kindlichen Entwicklung erreicht wird (vereinfachende Zuordnung). Es betrachtet Menschen mit geistiger Behinderung dabei grundsätzlich nicht als Kinder, sondern als erwachsene Menschen, die im Bereich der Kognition, der Emotion, der psychosozialen Entwicklung etc. unterschiedliche Entwicklungsgrade erreicht haben.

Abb. 1.1 Einordnung des Grades der geistigen Behinderung einer Person anhand des Grades ihrer sozio-emotionalen Entwicklung (SEO-Konzept nach Došen und Sappok/Zepperitz) und ihres Intelligenzquotienten. (Quelle: Eigene Abbildung)

treten z. B. arthrotische Veränderungen jedoch bereits deutlich früher im Lebensverlauf auf. Auch andere chronische Erkrankungen können sich früher entwickeln. Bei MmgB ist allerdings nicht nur die allgemeine Morbidität erhöht. Eine große Rolle spielen hier auch verschiedene behinderungsassoziierte Risiken, z. B. bei angeborenen Syndromen wie dem Down-Syndrom. Beim Down-Syndrom kommt es zu einer vor- und nachgeburtlichen Fehlentwicklung fast sämtlicher Gewebe und Organe. Neben typischen körperlichen Auffälligkeiten ist eine individuell sehr unterschiedlich ausgeprägte geistige Behinderung nachweisbar. Menschen mit Down-Syndrom kommen oft mit Fehlbildungen, z. B. in Bereich des Herzens, zur Welt. Sie haben meist ein unzureichend ausgebildetes Immunsystem. Auch ihr Risiko, schon sehr frühzeitig an einer Demenz zu erkranken und zu versterben, ist deutlich erhöht (Strydom et al. 2013; Roizen 2010; Coppus et al. 2006). Vor allem bei Menschen mit schwereren Formen einer geistigen Behinderung kommen Epilepsien deutlich häufiger vor als in der Durchschnittsbevölkerung. Zudem sind medikamentös behandelte psychische Störungen bei MmgB überdurchschnittlich oft anzutreffen. Anders als bei nicht behinderten Menschen ist das Risiko einer Multimorbidität daher bereits im früheren Lebensalter deutlich erhöht. Diese ist dann häufig auch mit einer Multimedikation verbunden, sodass in der Folge nicht selten Neben- und Wechselwirkungen auftreten (Habermann-Horstmeier und Bender 2021, S. 145 f. und 161 ff.).

Wie auch bei nicht behinderten Menschen, ist dabei die Umwelt ein zentraler Faktor, der auf vielfältige Weise die Gesundheit der MmgB beeinflussen kann. MmgB stehen wie alle Lebewesen über ihre Körperoberflächen permanent mit ihrer Umwelt in Kontakt. Über die Haut, die Schleimhäute und die Sinnesorgane erfolgt ein ständiger Stoff-, Energie- und Informationsaustausch mit der unmittelbaren Umgebung. Auf diese Weise können Umweltveränderungen Einfluss auf die gesundheitliche Situation der MmgB nehmen. Aufgrund ihrer Konstitution und der oftmals vorhandenen Einschränkungen und Vorerkrankungen sind MmgB hinsichtlich solcher Umwelteinflüsse vielfach deutlich vulnerabler als andere Menschen (DBfK 2020). Hinzu kommt, dass in vielen Ländern der Erde MmgB über einen besonders niedrigen sozioökonomischen Status verfügen und sie daher z. B. die damit oft verbundene schlechte Luft-, Nahrungs- und Wohnqualität besonders trifft (Gaffron und Freude 2021). Auch bei uns können Bewohner*innen von Behinderteneinrichtungen z. B. während lang andauernder Hitzewellen aufgrund ihrer Vorerkrankungen und ihrer (Multi-)Medikation besonders häufig von schweren gesundheitlichen Auswirkungen – etwa im Hinblick auf das Herz-Kreislauf-System – betroffen sein. Darüber hinaus haben MmgB z. B. auch einen sehr großen Unterstützungsbedarf bei Naturkatastrophen, etwa wenn Evakuierungsmaßnahmen nötig werden.

Nachhaltigkeit

2

Besonders vulnerable Bevölkerungsgruppen wie die Gruppe der Menschen mit geistiger Behinderung sind somit ganz besonders darauf angewiesen, in einer Umwelt zu leben, die v. a. im ökologischen, sozialen, gesundheitlichen und damit nicht zuletzt auch im ökonomischen Sinne nachhaltige Lebensbedingungen bietet.

2.1 Nachhaltigkeitsziele der Vereinten Nationen

Im September 2015 verabschiedeten die Vereinten Nationen (UN) die *Agenda 2030 für nachhaltige Entwicklung* (UN 2015). Hierin definierte die internationale Staatengemeinschaft 17 Haupt-Ziele für eine nachhaltige Entwicklung (*Sustainable Development Goals*, SDGs, Abb. 2.1). Mit der Erreichung dieser ökologischen, sozialen und wirtschaftlichen Ziele sollen bis zum Jahr 2030 die Grundlagen für eine nachhaltige Zukunft der Menschheit auf der Erde gelegt werden.

Die Haupt-Ziele beinhalten wiederum verschiedene Unter-Ziele. So sind z. B. beim SDG 3 *Gesundheit und Wohlbefinden* 13 Unterziele formuliert, die sich u. a. mit der Bekämpfung von Infektionskrankheiten und der Verhinderung von Epidemien, der Prävention von nicht übertragbaren, chronischen Erkrankungen, von Abhängigkeitserkrankungen und Verkehrsunfällen sowie mit der Stärkung der Gesundheitssysteme einschließlich des Zugangs zu sicheren, wirksamen, hochwertigen und bezahlbaren unentbehrlichen Arzneimitteln und Impfstoffen beschäftigt. Im Zusammenhang mit dem Thema Nachhaltigkeit und Gesundheit ist das Unterziel 9 besonders wichtig. Es strebt an, bis zum Jahr 2030 die Zahl

© Der/die Autor(en), exklusiv lizenziert an Springer-Verlag GmbH, DE, ein Teil von Springer Nature 2024
L. Habermann-Horstmeier, *Soziale, gesundheitliche und ökologische Nachhaltigkeit in der Behindertenarbeit*, essentials,
https://doi.org/10.1007/978-3-662-68718-5_2

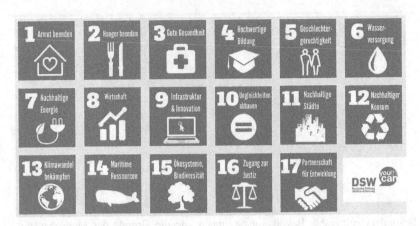

Abb. 2.1 Die nachhaltigen Entwicklungsziele der Vereinten Nationen. (Quelle: Mit freundlicher Genehmigung der Deutschen Stiftung Weltbevölkerung)

der Todesfälle und Erkrankungen aufgrund gefährlicher Chemikalien und der Verschmutzung und Verunreinigung von Luft, Wasser und Boden erheblich zu verringern.

Auch alle anderen Nachhaltigkeitsziele haben direkt und indirekt großen Einfluss auf die Gesundheit und das Wohlbefinden der Menschen. Dies gilt insbesondere für die folgenden Ziele: SDG 1 *Armut beenden,* SDG 2 *Hunger beenden,* SDG 6 *Wasserversorgung,* SDG 13 *Klimawandel bekämpfen,* SDG 14 *Maritime Ressourcen* und SDG 15 *Ökosysteme und Biodiversität.* Von großer Bedeutung für MmgB ist zudem das SDG 10 *Ungleichheiten abbauen,* das z. B. auch eine Barrierefreiheit bezüglich des Zugangs zu den Einrichtungen der Sozial- und Gesundheitssysteme beinhaltet.

Nachdem in den letzten Jahrzehnten in vielen dieser Bereiche weltweit Erfolge erzielt werden konnten, zeigen sich insbesondere seit Beginn der 2020er Jahre wieder deutliche Rückschritte, v. a. durch die Folgen der global immer deutlicher spürbaren anthropogenen Umweltveränderungen, durch Konflikte und Kriege sowie die COVID-19-Pandemie.

2.2 Nachhaltigkeitsfelder im Bereich der Behindertenhilfe

Im Bereich der Behindertenhilfe ist die bereits erwähnte Barrierefreiheit (s. dazu auch Abschn. 2.3) nicht das einzige große Nachhaltigkeitsfeld. Zwar steht das SDG 10 *Ungleichheiten abbauen* für MmgB mit dem gleichberechtigten, barrierefreien Zugang zu den Einrichtungen und Leistungen der Sozial- und Gesundheitssysteme im Vordergrund. Aufgrund der großen gesundheitlichen und sozialen Vulnerabilität vieler MmgB ist jedoch auch das Nachhaltigkeitsfeld SDG 3 *Gesundheit und Wohlbefinden* (s. dazu auch Abschn. 4.1) von großer Bedeutung, ebenso wie das SDG 11 *Nachhaltige Städte und Gemeinden* und das SDG 12 *Nachhaltiger Konsum.* Beim SDG 11 spielen z. B. adäquate, der Art und dem Grad der Behinderung sowie den Fähigkeiten und Fertigkeiten der MmgB angepasste Wohn-, Arbeits-, Förder- und Betreuungsmöglichkeiten eine große Rolle (s. dazu Abschn. 3.2 und 3.4). SDG 12 beinhaltet die Unterstützung eines nachhaltigen, gesundheitsförderlichen Lebensstils auch für Menschen mit geistiger Behinderung (s. Abschn. 3.3). Aufgrund des oft hohen Unterstützungsbedarfs auch im Hinblick auf die Mobilität ist zudem das SDG 7 *Nachhaltige Energie* von großer Bedeutung (s. Abschn. 3.4). Nicht zu vergessen sind das SDG 4 *Hochwertige Bildung* mit dem Ziel einer qualitativ hochwertigen, an die Bedürfnisse und Fähigkeiten der MmgB angepassten Bildung im Sinne eines lebenslangen Lernens sowie das SDG 17 *Partnerschaft für Entwicklung,* das auch die globale Sicht auf die Probleme von MmgB anspricht.

Allerdings treffen die vielfältigen ökologischen, sozialen und gesundheitlichen Aspekte der Nachhaltigkeit in der Behindertenhilfe oftmals auf die von den Vorstellungen der Mehrheitsgesellschaft beeinflussten ökonomischen Grenzen. Ungleichheiten können somit nur dann abgebaut werden (s. SDG 10), wenn in der Gesellschaft hierüber ein breiter Konsens besteht. Eine geforderte Verbesserung der Strukturen und der Verhältnisse in den Einrichtungen der stationären Behindertenhilfe (Burtscher 2017) ist also nur dann möglich, wenn dies zum einen politisch so gewollt ist, und zum anderen, wenn die hierfür zuständigen Akteure in der Politik und der Verwaltung ausreichende Kenntnisse hinsichtlich der Bedürfnisse und Fähigkeiten der Menschen in gemeinschaftlichen Wohnformen der Behindertenhilfe bzw. im ambulant betreuten Wohnen haben. Die zunehmende Verbreitung neoliberaler Vorstellungen in den letzten Jahrzehnten in der Politik und bei den Stellen, die in der Verwaltung und bei den Versicherungen für den Bereich der Behindertenarbeit zuständig sind, kann dabei nicht im Interesse der betroffenen Menschen mit Behinderung sein. Die Übertragung von wirtschaftspolitischen Vorstellungen auf den sozialen Bereich, die den

freien Markt und den Wettbewerb zwischen verschiedenen Anbietern als Pro-
blemlösestrategie in den Vordergrund stellen, hat bereits in der Kranken- und
Altenpflege zu einer Verschlechterung der Arbeitssituation der dort Beschäftigten
und zu einer schlechteren Betreuungs- und Pflegequalität geführt (s. Stellungnah-
men der Leopoldina – Nationale Akademie der Wissenschaften 2016 und des
Deutschen Ethikrates 2016). Die heute übliche, häufig verwendete Bezeichnung
„Kunden" oder auch „Klienten"[1] für die Bewohner*innen einer Behinderteneinrichtung macht deutlich, wie weit sich dieses wirtschaftspolitische Denken
inzwischen auch im sozialen Bereich ausgebreitet hat. Es zeigt, dass vielfach für
die Einrichtungen und Kostenträger nicht mehr die Bedürfnisse der Menschen
mit Behinderung im Vordergrund stehen, sondern finanzielle Aspekte.

2.3   Teilhabe und Inklusion – Aspekte der sozialen Nachhaltigkeit

Nach Pufé (2017, S. 102 ff.) beschreibt soziale Nachhaltigkeit „die auf Menschen ausgerichtete Nutzung eines Systems oder einer Organisation in einer
Weise, dass dieses in seinen wesentlichen Eigenschaften dauerhaft erhalten bleibt
und sein personalbezogener sowie gesellschaftlicher Fortbestand so gesichert
ist". Wichtige Aspekte sind hiernach aktuelle Probleme, die Ausdruck sozialer Nicht-Nachhaltigkeit sind (z. B. Diskriminierung) und soziale Ressourcen
(z. B. Toleranz, Solidarität, Integrationsfähigkeit), aber auch die Lösung von Ver-
teilungsproblemen, beispielsweise zwischen sozialen Schichten, Geschlechtern,
Altersgruppen oder eben auch zwischen Menschen mit und ohne Behinderung.
Bei den nachhaltigen Entwicklungszielen der UN (SDGs) nimmt die soziale
Nachhaltigkeit ebenfalls einen großen Stellenwert ein.

Für Menschen mit geistiger Behinderung bedeutet *soziale Nachhaltigkeit,* dass
sie dauerhaft ein Leben führen können, das ihren Bedürfnissen entspricht und
dabei ihre Vorstellungen und Wünsche berücksichtigt. Ein wichtiger Gesichts-
punkt ist hierbei die Möglichkeit zur sozialen und gesundheitlichen Teilhabe, also
die Einbezogenheit in alle Bereiche der Gesellschaft einschließlich des Gesund-
heitsbereichs. Das Bayerische Staatsministerium für Familie, Arbeit und Soziales
(o. J.) betont in diesem Zusammenhang die Bedeutung von *Inklusion* in dem
Sinne, dass „Menschen mit Behinderung ihr Leben nicht mehr an vorhandene
Strukturen anpassen müssen. Vielmehr ist die Gesellschaft aufgerufen, Strukturen

---

[1] Der Begriff „Klient:in" wird von Angehörigen von Betreuungs- und Pflegeberufen verwendet, um den Dienstleistungscharakter ihrer Tätigkeit zu betonen.

zu schaffen, die es jedem Menschen – auch den Menschen mit Behinderung – ermöglichen, von Anfang an ein wertvoller Teil der Gesellschaft zu sein". Diese Definition wendet sich implizit gegen die in vielen Bereichen der Behindertenarbeit, Politik und Verwaltung noch immer vertretene Auffassung, dass das Leben von MmgB so „normal" wie möglich verlaufen und sich dabei am Leben „der Durchschnittsmenschen" in unserer Gesellschaft orientieren solle (*Normalisierungsprinzip* nach Nirje [Nirje und Perrin 1991]). Hiermit ist ein erheblicher sozialer Anpassungsdruck verbunden, der die Bedürfnisse und Fähigkeiten der in vielerlei Hinsicht sehr heterogenen Gruppe der MmgB nicht berücksichtigt. Zudem beachtet das Normalisierungsprinzip – so, wie es in der Praxis vielfach noch verstanden wird – nicht, dass einerseits alle Gesellschaften einem ständigen Wandel unterliegen und andererseits das Leben zudem schon für „normale Durchschnittsmenschen" in unseren westlichen Gesellschaften aufgrund vieler krankmachender Aspekte nicht leicht ist.

Der Begriff der Teilhabe *(Partizipation)* als Aspekt der sozialen Nachhaltigkeit wird gedanklich oft mit dem *Empowerment-Ansatz* verknüpft, der sich u. a. auf die Ottawa Charta für Gesundheitsförderung (WHO 1986) und die UN-Behindertenrechtskonvention (UN 2006) bezieht. Nach Brandes und Stark (2021) sollen Personen bzw. Personengruppen durch Empowerment ermutigt werden, ihre eigenen, oftmals verschütteten „personalen und sozialen Ressourcen sowie ihre Fähigkeiten zur Beteiligung zu nutzen, um Kontrolle über die Gestaltung der eigenen sozialen Lebenswelt (wieder) zu erobern". Dabei müssen jedoch die jeweiligen Rahmenbedingungen, d. h. das soziale und politische Umfeld mitgedacht werden, da sie das Vorhandensein und die Entwicklung von Ressourcen mitbestimmen. Dies bedeutet bei MmgB, dass hier v. a. die Art und der Grad der geistigen Behinderung – insbesondere der sozio-emotionale, kognitive und sprachliche Entwicklungsstand – berücksichtigt werden müssen, um die Gefahr einer Überforderung zu vermeiden (Sappok und Zepperitz 2019). Damit sichergestellt wird, dass dabei auch Menschen mit einer schwereren geistigen Behinderung nicht vergessen werden, sollen über das an die Ottawa-Charta angelehnte Prinzip des anwaltschaftlichen Vertretens auch ihre Bedürfnisse und Wünsche in den Prozess der Förderung sozialer Nachhaltigkeit mit eingebracht werden (vgl. Box 1).

Überblick

Partizipation und Selbstbestimmung bei *Menschen mit geistiger Behinderung* nach Seifert (2009):

- Selbstbestimmung, die an der Norm der Unabhängigkeit orientiert ist, grenzt Menschen mit schweren Behinderungen aus.
- Leben in Abhängigkeitsverhältnissen schließt Selbstbestimmung nicht aus.
- Leben in Abhängigkeitsverhältnissen kann Isolation entgegenwirken.
- Leben in Abhängigkeitsverhältnissen birgt die Gefahr von Machtmissbrauch.
- Asymmetrische Beziehungen erfordern eine ethische Verantwortung.
- Inklusion muss die komplexen Bedürfnisse, die spezifischen Unterstützungsbedarfe und die Gefährdungen von Menschen in Abhängigkeitsverhältnissen mitdenken.

Beispiel: Klimawandel

3

Schon seit längerem ist bekannt, dass die mit dem Klimawandel einhergehenden Umweltveränderungen direkte und indirekte gesundheitliche Folgen für den Menschen haben (Abb. 3.1). Das Spektrum reicht dabei von Herz-Kreislauf- und Lungenerkrankungen über Tumoren, Allergien, Infektionen, Verletzungen, psychische Störungen, reduzierte Fruchtbarkeit, Fehlbildungen etc. bis hin zu Verhungern und Suizid. Und auch hier sind besonders vulnerable Bevölkerungsgruppen ungleich häufiger betroffen.

Auch in Deutschland sind die Folgen des Klimawandels inzwischen unübersehbar. Die Anzahl an *heißen Tagen*[1] nahm in den letzten Jahren deutlich zu, ebenso die Zahl der *Tropennächte*[2], v. a. bei dichter, innerstädtischer Bebauung. Extrem belastend sind dabei „Hitzewellen", also Perioden länger anhaltender Hitze mit heißen Tagen und Tropennächten. Der tagsüber aufgeheizte menschliche Körper kann sich dann infolge der hohen Innenraumtemperaturen auch nachts nicht abkühlen, da die Außentemperaturen einerseits auch nachts sehr hoch bleiben und andererseits die innerstädtischen Gebäude die tagsüber gespeicherte Hitze nachts allmählich wieder abgeben. Dies führt dazu, dass die Minimaltemperatur im Inneren der Städte nachts um bis zu 10 Grad Celsius über der des Stadtrandes liegen kann. Solche städtischen Wärmeinseln wirken sich besonders negativ auf die Gesundheit ihrer Bewohner*innen aus. Noch gefährlicher ist

---

[1] Der Deutsche Wetterdienst definiert „Heiße Tage" als Tage, an denen die höchste Temperatur bei 30 °C oder höher liegt (DWD o. J.a).

[2] Eine Tropennacht ist hiernach eine Nacht, in der das Minimum der Lufttemperatur ≥ 20 °C beträgt (DWD o. J.b).

L. Habermann-Horstmeier, *Soziale, gesundheitliche und ökologische Nachhaltigkeit in der Behindertenarbeit*, essentials, https://doi.org/10.1007/978-3-662-68718-5_3

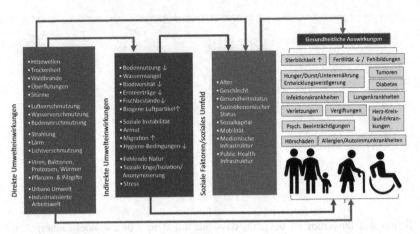

Abb. 3.1 Direkte und indirekte Einwirkungen der Umwelt auf die Gesundheit und das Wohlbefinden der Menschen. Wie stark Menschen von diesen Einwirkungen betroffen sind, hängt u. a. auch von ihrem sozialen Umfeld, ihrem Alter, Geschlecht, Gesundheitsstatus und sozioökonomischen Status ab. (Quelle: Eigene Abbildung in Anlehnung an Watts et al. 2015, S. 1867, Abb. 2)

dabei das Zusammentreffen von hohen Temperaturen und hoher Luftfeuchtigkeit (Schröder und Moebus 2021, S. 205 f.).

In Deutschland gab es 2022 im Durchschnitt 17,3 heiße Tage, die Durchschnittstemperatur lag in den Sommermonaten 3 Grad über dem Wert der Referenzperiode 1961–1990. In Hamburg wurde beispielsweise mit einer Höchsttemperatur von >40 °C ein historischer Rekord verzeichnet (DWD 2022). Klimamodellierungen zeigen, dass die Häufigkeit von länger anhaltenden Hitzeperioden in den nächsten Jahren weiter zunehmen wird, und damit auch die Gefahr von gesundheitlichen Hitzefolgen.

Im Jahr 2022 lag Deutschland bei der Zahl der hitzebedingten Todesfälle in Europa an dritter Stelle, hinter Italien und Spanien (Ballester et al. 2023). Schon zuvor zeigte eine Studie, dass hier knapp ein Drittel der durchschnittlichen hitzebedingten Sterbefälle auf den menschengemachten Klimawandel zurückzuführen sind (Vicedo-Cabrera et al. 2021). Die meisten Hitzetoten gehören einer besonders vulnerablen Bevölkerungsgruppe an (de Schrijver et al. 2022). Sie sterben v. a. an Herz-Kreislauf- und Atemwegs-Erkrankungen (Gasparrini et al. 2012; Saucy et al. 2021). Besonders groß ist dabei das Hitzestressrisiko für die urbane Bevölkerung und hier hauptsächlich für alte und kranke Menschen sowie für Menschen mit Behinderung.

Auch andere Extremereignisse werden durch den Klimawandel immer häufiger, wie etwa Dürren, Wald- und Flächenbrände, Stürme und Überflutungen (IPCC 2021). Dies alles hat bereits erhebliche Auswirkungen auf die Gesundheit der Menschen (Watts et al. 2021). Es ist daher höchste Zeit, Maßnahmen zu ergreifen,

- die ein Voranschreiten des Klimawandels und damit auch eine weitere Zunahme von Klimawandelfolgen verhindern. Die wichtigste *Mitigationsstrategie* ist dabei der Ersatz fossiler Energien durch nachhaltige Energiequellen, z. B. bei Verkehr und Heizung. Auf diese Weise können auch die gesundheitlichen Klimawandelfolgen verringert werden. Zudem können sich diese Maßnahmen auch im Sinne von *Co-Benefits* positiv auf weitere umweltbedingte Gesundheitsprobleme auswirken (Hamilton et al. 2021).
- durch die unsere Lebenswelt in vielen Bereichen an die bereits bestehenden und noch zu erwartenden Klimawandelfolgen angepasst werden (*Adaptationsmaßnahmen*).

3.1 Folgen des Klimawandels, die Menschen mit geistiger Behinderung in besonderem Maße betreffen

Nicht alle Menschen sind in gleicher Weise vom Klimawandel betroffen. Wie bei alten Menschen oder Säuglingen und Kleinkindern können die Auswirkungen auch bei Menschen mit Behinderung wesentlich gravierender sein als bei anderen Bevölkerungsgruppen.

- Bereits nach dem „Jahrhundertsommer 2003" wurde in vielen Teilen Europas eine hohe Übersterblichkeit bei alten Menschen als Folge der langen Hitzeperiode festgestellt (Morabito et al. 2012). Allerdings gibt es bislang keine Studien, die sich speziell mit den Auswirkungen von Hitze auf Menschen mit geistiger Behinderung beschäftigen. Aufgrund der hohen gesundheitlichen Vulnerabilität vieler MmgB ist jedoch davon auszugehen, dass auch sie in besonders hohem Maße von gesundheitlichen *Hitzefolgen* betroffen sind.
- Nicht zuletzt der Tod von zwölf Bewohner*innen einer Lebenshilfe-Einrichtung im Ahrtal im Juli 2021 (Lebenshilfe Kreisvereinigung Ahrweiler 2021) zeigte, dass Menschen mit geistiger Behinderung in besonderem Maße von den zunehmend häufiger auftretenden *Naturkatastrophen* (Stürme, Überschwemmungen, Erdrutsche, Brände) im Rahmen des Klimawandels betroffen

sein werden, z. B. wegen des sehr großen Unterstützungsbedarfs bei Evakuierungsmaßnahmen.

- Aufgrund des Klimawandels und der immer noch zunehmenden Globalisie-
  rung steigt das Risiko für zukünftige *Pandemien* weiter an (Beyer et al. 2021).
  Zahlreiche Veröffentlichungen zeigen am Beispiel der COVID-19-Pandemie,
  dass ein Großteil der Menschen mit geistiger Behinderung aufgrund ihrer Vulnerabilität und ihrer Wohnformen im Hinblick auf Morbidität und Mortalität in
  besonderem Maße davon betroffen sein können (z. B. Habermann-Horstmeier
  2020a; Turk 2020)
- Die zunehmenden Hitze-, Dürre- und Überschwemmungsereignisse werden
  wahrscheinlich auch zu einer Zunahme von vektor-, wasser- und nahrungsmittelübertragenen Erkrankungen führen. Eine Reihe von Vektoren wie Mücken
  und Zecken profitieren ebenso wie bestimmte Wirtsorganismen (z. B. Nagetiere) von wärmeren Umweltbedingungen. Besonders gefährlich für MmgB in
  stationären Wohnformen ist die aufgrund der zunehmenden Hitze steigende
  Gefahr von *nahrungsmittelübertragenen Erkrankungen* (Dietrich et al. 2023).
- Die veränderten klimatischen Bedingungen beeinflussen auch die Jahreszei-
  ten in unseren Breiten. Mildere Winter und verlängerte Blühzeiten verlängern
  und intensivieren die Pollenflugzeit, sodass bereits jetzt die Zahl und Intensität der diagnostizierten *allergischen Erkrankungen* ansteigt. Hinzu kommen
  neue Pollenquellen durch die Ausbreitung von Neophyten wie Ambrosia in
  Europa, was die Allergenbelastung für Allergiker wiederum erhöht (Luschkova et al. 2022). Hiervon sind auch Menschen mit geistiger Behinderung und
  vorbestehenden Erkrankungen des Atemwegssystems in besonderem Maße
  betroffen.

Nach dem IPCC-Synthesebericht *Klimawandel 2023* ist davon auszugehen, dass
die geschilderten Klimawandel-Folgen in ihrer Häufigkeit in Zukunft noch weiter
stark zunehmen werden. Der Bericht betont die hohe Vulnerabilität bestimmter
Bevölkerungsgruppen – auch von Menschen mit Behinderung – und weist auf
die Relevanz von inklusiven Maßnahmen hin, die eine Gleichstellung dieser Personengruppen im Fokus haben müssen (IPCC 2023, S. 17). Es ist also höchste
Zeit, dass auch im Bereich der Behinderteneinrichtungen umgehend Maßnahmen
geplant und umgesetzt werden, deren Ziel es ist,

- ein Voranschreiten des Klimawandels und eine weitere Zunahme der Klimawandelfolgen zu verhindern,
- vor allem aber die Einrichtungen an bereits bestehende und noch zu erwar-
  tende Klimawandelfolgen anzupassen sowie

- ihre Bewohner*innen und die dort arbeitenden Personen unmittelbar vor den gesundheitlichen Folgen des Klimawandels zu schützen.

3.2 Gesundes, nachhaltiges, klimagerechtes Wohnen

Sicherheit und Schutz sind Grundbedürfnisse eines jeden Menschen. Für Menschen mit geistiger Behinderung gilt dies in besonderem Maße. Sie sind hierfür jedoch auf die Unterstützung und Solidarität ihrer Mitmenschen angewiesen. Ob und in welchem Ausmaß sich das Gefühl von Schutz und Sicherheit bei ihnen einstellen kann, hängt von ihren Lebensbedingungen sowie dem Engagement der sie unterstützenden Menschen ab. Nach von Allmen (2018) benötigen MmgB Orte und Beziehungen, an und in denen „ihre Bedürfnisse und all ihre Ressourcen wahrgenommen werden und sie stets ein Gefühl von Sicherheit erfahren". Eine zentrale Rolle spielt hierbei die Wohnung, das Zuhause. Für Menschen mit stärkeren Einschränkungen sind dies meist sog. gemeinschaftliche Wohnformen der Behindertenhilfe (stationäre Einrichtungen), während Menschen mit einer leichteren geistigen Behinderung oftmals alleine, mit Partner*in oder in Kleingruppen leben und ambulant betreut werden. Damit sie in ihrem Zuhause auch in den Zeiten des Klimawandels „stets ein Gefühl von Sicherheit erfahren" können, ist eine Umwandlung der bestehenden Wohnmöglichkeiten für MmgB als Teil einer Transformation hin zu resilienter werdenden Städten und Gemeinden nötig, die darauf abzielt, die Vulnerabilität der Städte und Gemeinden gegenüber Klimaänderungen und deren Folgen zu verringern (Rink und Kabisch 2017, S. 255; Ebi und Bowen 2023). Anstatt isolierter Einzelmaßnahmen sollen dabei idealerweise ganzheitliche Lösungsansätze angestrebt werden, die die komplexen Wirkungszusammenhänge, die konkreten klimatischen Parameter sowie die sozialen, ökologischen, physisch-infrastrukturellen und ökonomischen Faktoren vor Ort berücksichtigen.

Ersatz fossiler Energiequellen durch nachhaltige Energiequellen
Die wichtigste *Mitigationsstrategie,* um ein weiteres Voranschreiten des Klimawandels zu verlangsamen bzw. zu verhindern, ist der Ersatz fossiler Energiequellen durch nachhaltige. Im Bereich der Behindertenarbeit wird Energie v. a. für die Gebäudeheizung und die Mobilität (s. Abschn. 3.4) benötigt. Energieverbrauchende Klimaanlagen spielen bislang noch eine eher untergeordnete Rolle. Hinzu kommt der Energieverbrauch von IT- und anderen Elektrogeräten. Daher steht die Umstellung der *Gebäudeheizung* z. B. auf nachhaltige Fernwärme oder eine

Wärmepumpen-Heizung, idealerweise in Kombination mit der Nutzung von Photovoltaik und Solarthermie, auch bei den stationären Wohneinrichtungen der Behindertenhilfe an erster Stelle. Da in den nächsten Jahren mit einer weiteren Zunahme von Hitzetagen und Tropennächten zu rechnen ist, empfehlen sich Wärmepumpen-Anlagen, die im Sommer auch zur Kühlung genutzt werden können. Eine *Klimatisierung* aller Räume mit konventionellen Klimaanlagen ist aus Umwelt- und Nachhaltigkeitsgesichtspunkten, aber auch aus Kostengründen in der Regel nicht sinnvoll bzw. möglich. Wenn jedoch andere Maßnahmen nicht ausreichen und keine kombinierte Wärmepumpen-Anlage zur Heizung und Kühlung vorhanden ist, sollte auf klimafreundliche, nachhaltige Klimaanlagen zurückgegriffen werden. Nicht nur bei Altbauten sollten die Wände ausreichend gedämmt sein. Aus Gründen der Nachhaltigkeit ist hier eine *Dach- und Wandbegrünung* der Gebäude besonders geeignet, da infolge des Isoliereffekts im Winter in den Einrichtungen weniger geheizt werden muss (Folge: CO_2-Einsparung). Im Sommer dient die Begrünung zudem als Hitzeschutz, sodass sich die Zimmer weniger aufheizen. Diese Maßnahmen tragen nicht nur dazu bei, auf längere Sicht die gesundheitlichen Klimawandelfolgen zu verringern, sondern haben oft auch einen direkten positiven Effekt auf die Gesundheit der Bewohner*innen und der in den Einrichtungen tätigen Personen. Wenn MmgB in Mietwohnungen leben und ambulant betreut werden, haben sie in der Regel nur wenig Einfluss darauf, woher die von ihnen verbrauchte Energie kommt. Doch auch hier können sie z. B. über sog. *Balkonkraftwerke* nachhaltige Energie gewinnen und bei Bedarf direkt verbrauchen (Habermann-Horstmeier und Huber 2023).

Weitere bauliche Maßnahmen, die sich positiv auf die Gesundheit auswirken
Die folgenden konkreten baulichen Maßnahmen, die Behinderteneinrichtungen an die verschiedenen Auswirkungen des Klimawandels anpassen und damit ihre Bewohner*innen und die dort tätigen Arbeitskräfte in gesundheitlicher Hinsicht schützen sollen *(Adaptation),* beziehen sich in erster Linie auf den *Hitzeschutz* und den *Schutz vor Extremereignissen* wie Stürme, Starkregenereignisse mit Überflutungen und Brände. Sie gelten nicht nur für Wohneinrichtungen, sondern z. B. auch für Werkstätten und andere Tageseinrichtungen für MmgB.

Neben der Dach- und Wandbegrünung der Gebäude sind das Anbringen äußerer Verschattungsmöglichkeiten wie Rollläden, Jalousien, Fensterläden mit Luftschlitzen (Blendläden), Markisen und/oder Sonnensegel sowie eine moderne Sonnenschutzverglasung (ggf. auch Sonnenschutzfolien) von großer Bedeutung, da sie die Menge der ins Zimmer gelangenden Sonnenenergie senken. Über die Dach- und Wandbegrünung kann ein großer Teil der Niederschläge vorübergehend aufgenommen und erst nach und nach an die Luft bzw. die Kanalisation abgegeben werden, sodass diese nicht nur dem Hitzeschutz, sondern auch dem Schutz vor Überschwemmungen dient.

Auch die umweltgerechte Gestaltung der Außenanlagen, über die die meisten Einrichtungen verfügen, wirkt sich v. a. während der Hitzephasen positiv auf die gesundheitliche Situation von Bewohner*innen und Beschäftigten aus. Hierzu gehört das Aufbrechen der Bodenversiegelung, die Anpflanzung von mehr Grünflächen mit Bäumen und anderen Pflanzen, die an das geänderte Klima angepasst sind sowie die Einrichtung von Schattenplätzen. Die schattenspendenden Bäume und Büsche im Außenbereich sollten sich sowohl an längere Hitze- und Trockenphasen als auch an Starkregenereignisse anpassen können. Bis neugepflanzte Bäume und Sträucher den Bewohner*innen und den Mitarbeiter*innen der Einrichtungen Schatten spenden, sind weitere Maßnahmen im Außenbereich nötig, durch die bereits sehr kurzfristig schattige Plätze angeboten werden können. Hilfreich sind hier neben Bäumen und Büschen in Töpfen z. B. Sonnensegel, Sonnenschirme und Markisen. Besonders empfehlenswert ist eine berankte Pergola aus Holz, da die Abkühlung durch den Pergola-Bewuchs in der Regel deutlich größer ist als z. B. im Schattenbereich von Sonnensegeln, Sonnenschirmen und Markisen. Hinzu kommt, dass auch dieser Bewuchs dabei hilft, vor Überschwemmungen zu schützen (Mehr dazu s. Wershofen et al. o. J.).

Grundsätzlich sollten die gewählten Maßnahmen immer an die jeweiligen Gegebenheiten und Bedürfnisse vor Ort angepasst werden. Sinnvoll ist es, sie darüber hinaus in den Gesamtrahmen einer *Healing Architecture* (Schmitt-Sausen 2017) zu stellen, um auf diese Weise noch weitere gesundheitliche Co-Benefits zu erzielen, etwa über eine Begrünung der Wohnbereiche im Inneren und eine den jeweiligen Bedürfnissen der Bewohner*innen angepasste Innenraumgestaltung (Habermann-Horstmeier und Bender 2021, S. 178).

Bei Neubauten sollten die geschilderten Maßnahmen bereits von Anfang an mitberücksichtigt werden. Grundsätzlich sollten dann keine Glasfassaden bzw. großen Fensterflächen eingeplant werden. Zudem ist in Gegenden mit einem hohen Mückenaufkommen und der Möglichkeit, dass über diese Mücken auch Infektionen übertragen werden können, ein Mückenschutz an den Fenstern zu erwägen. Vor dem Hintergrund der in Zukunft klimawandelbedingt häufiger zu erwartenden Pandemien ist die Umwandung größerer Wohneinheiten in kleine, familiäre Wohngruppen (max. 4–6 Personen) mit Bezugsbetreuung anzustreben, um auf diese Weise das Ansteckungsrisiko innerhalb der Einrichtungen zu minimieren (Habermann-Horstmeier 2020c).

Beispiele für personenbezogene Maßnahmen
Im Zentrum der personenbezogenen Maßnahmen steht die *Aufklärung* der Bewohner*innen und eine *Schulung* der Betreuungs- bzw. Pflegekräfte, etwa im Rahmen einer *Klima-Sprechstunde* (Litke et al. 2020; Krolewski 2022; Osterloh 2021; Osterloh 2022). Das Thema sollte in regelmäßigen Abständen immer wieder angesprochen werden, da es bei den Mitarbeitenden der Behinderteneinrichtungen oftmals eine hohe Fluktuation gibt. Zudem ist es insbesondere für die MmgB wichtig, das Erlernte immer wieder aufzufrischen. Die Art der Aufklärung der Bewohner*innen mit leichteren und mittelgradigen Einschränkungen muss dabei dem Grad ihrer Behinderung entsprechen und sollte jeweils anhand von Beispielen in *leichter Sprache* und mit entsprechender Bebilderung sowie mit praktischen Übungen erfolgen. Auf diese Weise sollen sie in die Lage versetzt werden, bei der Planung und Umsetzung der nötigen, nachhaltigen Maßnahmen ihre Bedürfnisse und Wünsche mit einzubringen und auch im Notfall aktiv mitzuwirken. Menschen mit einer schweren oder schwersten Form einer geistigen Behinderung sind in der Regel nicht in der Lage, die dort vermittelten Inhalte zu erfassen. Für sie gilt das Prinzip des anwaltschaftlichen Vertretens, über das sichergestellt werden soll, dass auch ihre Bedürfnisse und Wünsche in den Prozess mit eingebracht werden können.

Im Hinblick auf den Umgang mit Hitzewellen ist es besonders wichtig, dass die Bewohner*innen selbst, insbesondere aber ihre Betreuungs- und Pflegekräfte sowie die Angehörigen mit den Symptomen vertraut sind, die während einer länger andauernden Hitzephase auf gesundheitliche Probleme hinweisen können (Tab. 3.1).

Wichtig ist auch die Aufklärung über das *richtige Verhalten bei Hitzewellen* (vgl. Wershofen et al. o. J.). Hierzu gehört das Ausschalten der Heizung, sofern dies nicht zentral erfolgt. In den Bewohnerzimmern sollte darauf geachtet werden, dass während der heißen Tage keine wärmeabgebenden Geräte (wie z. B. Fernseher, PC) genutzt werden. Bevor die Sonne in ein Zimmer scheint, sollte das Zimmer durch Rollos, Rollläden etc. tagsüber verschattet werden. Möglichst alle Zimmer sollten in den frühen Morgenstunden gelüftet werden (ab ca. 3 Uhr morgens; Durchzug, sobald die Bewohner*innen sich nicht mehr in ihren Zimmern aufhalten). Selbstverständlich sollte auf leichte Sommerkleidung, leichte Sommerdecken und leichte Bettwäsche geachtet werden. Körperliche Aktivitäten sollten, wenn unbedingt nötig, in die kühleren Stunden verlegt werden. Besonders wichtig ist das regelmäßige Trinken ausreichender Flüssigkeitsmengen (und das Erinnern daran!). Beim Essen bietet sich ein Sommerspeiseplan mit leichten Gerichten und viel wasserreichem Gemüse und Obst an. Dabei sollte besonders auf die erhöhte Infektionsgefahr durch Nahrungsmittel mit geringer Haltbarkeit geachtet werden. Ein hohes Risiko besteht in Kantinen sowie beim eigenen Kochen im Betreuungsbereich v. a. bei Speisen mit

Tab. 3.1 Symptome, die während einer länger andauernden Hitzephase auf gesundheitliche Probleme der Bewohner*innen hinweisen (zitiert nach dem *LMU-Hitzemaßnahmenplan für stationäre Einrichtungen der Altenpflege;* Wershofen et al. o. J.)

Sichtbare Symptome	Berichtete Symptome
• Schwitzen	• Durstgefühl
• Blässe/Röte	• ausbleibendes Hungergefühl
• trockener Mund, trockene Zunge	• Übelkeit
• trockene Haut	• Kreislaufbeschwerden, Schwindel
• Hautspannung↓	• Kopfschmerzen
• erhöhte Temperatur bis Fieber	• Muskelschmerzen
• Urinausscheidung↓, Harnkonzentration↑	• Unruhegefühl
• (unstillbares) Erbrechen	• Erschöpfungs- oder Schwächegefühl
• Obstipation	
• Kurzatmigkeit	
• Muskelkrämpfe	
• Schlafstörungen	
• kognitive Leistungsfähigkeit↓	
• plötzliche Verwirrtheit, Bewusstseinstrübung, Bewusstlosigkeit	

Möglicherweise erhöhte Laborwerte: Hämatokrit (Hk), Hämoglobin (Hb), Serumeiweiß

rohem Fleisch (z. B. Mett oder Carpaccio) und rohem Ei (z. B. Tiramisu). In Planschbecken oder Schüsseln mit kaltem/lauwarmen Wasser können Bewohner*innen und Betreuungskräfte ihre Füße immer wieder abkühlen. Bei Bedarf können zudem Kühlakkus verwendet und kühlende Arm- und Beinwickel gemacht werden.

In die Planung und Umsetzung dieser Maßnahmen sollen die Bewohner*innen mit einbezogen werden und nicht das Gefühl haben, dass alles über ihren Kopf hinweg geschieht. Den in den Einrichtungen tätigen Mitarbeiter*innen sollte klar sein, dass die genannten Maßnahmen auch für sie von großer Bedeutung sind, da sich die Hitze auch auf ihre Arbeitsfähigkeit und damit natürlich auch negativ auf die Betreuungssituation der Bewohner*innen auswirken kann.

Die Betreuungskräfte sollten zudem wissen, dass die *Anwendung bestimmter Medikamente* während einer Hitzephase das Gesundheitsrisiko der betroffenen Menschen erhöhen kann. Daher muss ihre Anwendung bzw. die Dosierung zu Beginn einer Hitzewelle durch die behandelnden Ärzt*innen überprüft werden.

Hierzu gehören auch Medikamente, die besonders häufig von MmgB eingenommen werden, wie etwa bestimmte Antiepileptika, Antidepressiva, Antipsychotika, aber z. B. auch Betablocker und Diuretika. Sie können u. a. die Schweißproduktion bzw. die Hautdurchblutung vermindern, die Thermoregulation beeinflussen oder den Elektrolytverlust fördern (Wershofen et al. o. J.) (s. Abschn. 4.1).

3.3   Gesundes, nachhaltiges und klimagerechtes Essen

Vielen Menschen ist nicht bewusst, wie groß der Ressourcenverbrauch im Zusammenhang mit der Erzeugung, Verarbeitung und dem Konsum von Lebensmitteln im Vergleich zum Gesamt-Ressourcenverbrauch der Menschheit ist. Man geht davon aus, dass 15 % der gesamten Treibhausgasemissionen pro Kopf im Zusammenhang mit unserer Ernährung entstehen. Dies ist vergleichbar mit der Höhe der Emissionen, die durch Heizung an die Luft abgegeben werden. Nur in den Bereichen Konsum (z. B. Bekleidung, Haushaltsgeräte, Freizeitaktivitäten; 38 %) und Verkehr (18 %) ist der Anteil höher (Statistisches Bundesamt und Umweltbundesamt 2015). Die Art, wie wir uns ernähren, ist daher ein wichtiger Ansatzpunkt, um auch hier eine ökologisch nachhaltige Entwicklung anzustoßen und umzusetzen. Angesichts des fortschreitenden Klimawandels, des immer weiter zunehmenden Landverbrauchs, der abnehmenden Verfügbarkeit von (Süß-)Wasser und einer noch immer wachsenden Weltbevölkerung sind bei der Anpassung der Ernährungssysteme hin zu mehr Nachhaltigkeit gesundheitliche, ökologische, soziale und ökonomische Gesichtspunkte zu berücksichtigen. Dabei sind hier in erster Linie politische Entscheidungen gefragt, die dann von Landwirtschaft, Forstwirtschaft und Fischerei sowie den Akteuren im Bereich der gewerblichen Produktion, der Verarbeitung und dem Handel von Lebens- bzw. Nahrungsmitteln umgesetzt werden. Allerdings spielt auch das Essverhalten des Einzelnen eine große Rolle, das stark durch Gewohnheiten geprägt ist. Entscheidungen, etwas zu essen oder darauf zu verzichten, werden vielfach nicht rational getroffen. Dies gilt insbesondere auch für MmgB.

Das Bundesministerium für Ernährung und Landwirtschaft (o. J.) betont daher, dass es das Ziel einer nachhaltigen Ernährung sein muss, die Erde dauerhaft generationengerecht zu bewirtschaften und Lebensmittel wieder deutlich mehr wertzuschätzen. Bereits 2019 erarbeiteten die Wissenschaftler der EAT-Lancet-Kommission hierzu konkrete Ernährungsempfehlungen, die *Planetary Health Diet* (Willett et al. 2019). Um die Ressourcen der Erde nicht weiter auszubeuten und sie auch auf lange Sicht weiter nutzen zu können, müsste sich hiernach – im

Hinblick auf die aktuelle Weltbevölkerung und ihre derzeitigen Ernährungsgewohnheiten – der Konsum von Gemüse und Obst, Hülsenfrüchten und Nüssen weltweit etwa verdoppeln, der Verzehr von Fleisch und Zucker dagegen halbieren. Zudem müssten die landwirtschaftlichen Praktiken – weg von der industriellen Landwirtschaft, hin zu einer nachhaltigen Landwirtschaft – geändert und die Lebensmittelabfälle weltweit um 50 % reduziert werden.

Auch nach der Definition der Ernährungs- und Landwirtschaftsorganisation der Vereinten Nationen (FAO) und der Weltgesundheitsorganisation (WHO) (FAO und WHO 2019) soll eine nachhaltige Ernährung heutigen und zukünftigen Generationen ein gesundes Leben ermöglichen. Sie soll nur geringe Auswirkungen auf die Umwelt haben, leicht zugänglich, erschwinglich, sicher, ökonomisch gerecht und bezahlbar sowie kulturell angepasst sein. Insbesondere soll hierdurch ein optimales Wachstum und eine optimale Entwicklung aller Menschen erreicht werden. Dabei soll sie die körperliche und geistige Funktionsfähigkeit sowie das körperliche, geistige und soziale Wohlbefinden in allen Lebensabschnitten für heutige und künftige Generationen gewährleisten. Fehlernährung (Unterernährung, Mikronährstoffmangel, Übergewicht und Adipositas) soll dadurch vorgebeugt werden, sodass das Risiko für chronische Erkrankungen minimiert wird, die durch die Ernährung (mit-)bedingt sind. Eine gesunderhaltende, nachhaltige Ernährung soll zudem die biologische Vielfalt der Natur erhalten und damit die Lebensgrundlagen von Mensch und Natur verbessern. Nach dem Bundesministerium für Ernährung und Landwirtschaft (o. J.) bedeutet eine gesunderhaltende, nachhaltige Ernährung somit, sich so zu ernähren, dass die gesamten gesundheitlichen, ökologischen, ökonomischen und sozialen Auswirkungen unseres Ernährungsstils möglichst positiv sind.

Doch wie lässt sich dies auf Einrichtungen der Behindertenarbeit und die dort lebenden und arbeitenden Menschen übertragen?
Wie für nicht behinderte Menschen gilt auch für MmgB im stationären und ambulant betreuten Bereich, dass möglichst auf hochverarbeitete Nahrungsmittel verzichtet werden sollte. Die Mahlzeiten sollten entsprechend der Saison aus frischen, regionalen Nahrungsmitteln in den Küchen selbst zubereitet werden. Wenn immer möglich, sollten dabei Bioprodukte verwendet werden, um die negativen Auswirkungen der industriellen Landwirtschaft sowohl im Ackerbau und in der Viehwirtschaft (z. B. Verschlechterung der Bodenqualität, Eintrag von Schadstoffen in den Boden, Reduzierung der Artenvielfalt, Methan- und CO_2-Eintrag in die Atmosphäre) als auch im Bereich der Fischerei zu verringern. Hochverarbeitete, industriell hergestellte Nahrungsmittel werden unter hohem Energieaufwand produziert. Dabei werden sog. Zusatzstoffe während der Verarbeitung und zur Haltbarmachung verwendet,

die sich negativ auf die Gesundheit der Menschen auswirken können. Darüber hinaus werden dabei oft Zutaten verwendet, die für die Firmen zwar kostengünstiger, aus ernährungsphysiologischer Sicht jedoch nicht empfehlenswert sind (z. B. viel Zucker, hoher Anteil an trans-Fettsäuren in den verwendeten Speiseölen- und Fetten) (Bender und Habermann-Horstmeier 2022, S. 203 ff.). Obst und Gemüse aus fernen Ländern werden oft unreif geerntet und reifen während ihres Transports nach. Dies führt zum einen dazu, dass sie oft schlechter im Geschmack sind als ausgereifte Ware und weniger Vitamine enthalten können. Zudem sind die langen Transportwege mit einem hohen Energieverbrauch verbunden. Die Lebensmittel werden vielfach noch immer in Plastikverpackungen transportiert und verkauft. Nicht selten sind es Verbundverpackungen (z. B. Getränkekartons), die sich nur schlecht recyclen lassen. Dies alles trägt in erheblichem Maße auch zu einer Vermüllung der Umwelt, insbesondere der Meere, bei. Zudem enthält Plastik oft hormonal wirksame Substanzen (endokrine Disruptoren), die die Gesundheit und die Fortpflanzungsfähigkeit der Menschen negativ beeinflussen können. Daher sollte beim Einkaufen nicht nur darauf geachtet werden, dass vorwiegend regional erzeugte Produkte gekauft werden, sondern dass sie entweder gar nicht verpackt sind (z. B. Waren vom Wochenmarkt, aus Unverpacktläden) oder die verwendete Verpackung keine hormonal wirksamen Substanzen enthält und recycelt werden kann.

Ein besonders wichtiger Aspekt einer gesunden, nachhaltigen Ernährung ist der Fleischkonsum. Im Verhältnis zu einer rein pflanzlichen Ernährung wird für die Erzeugung der Menge an Fleisch, die ein Mensch heute durchschnittlich konsumiert, etwa viermal so viel Boden benötigt. Vielfach werden weltweit noch immer Wälder abgeholzt und Lebensräume von Pflanzen und Tieren zerstört, um Flächen für die Erzeugung des Futters für die Nutztiere zu gewinnen. Hinzu kommen weitere Probleme durch die industrielle Tierhaltung, wie etwa die Erzeugung und Entsorgung großer Güllemengen (über die Böden in die Gewässer), der hohe Methanausstoß wiederkäuender Tiere (Rinder, Schafe, Ziegen) und die nicht artgerechte Zucht und Haltung der Nutztiere (Tierwohl). Zudem kann ein hoher Fleischkonsum, insbesondere auch der Konsum von verarbeitetem Fleisch, auch negative Folgen für die menschliche Gesundheit haben (erhöhtes Risiko für Gicht, Typ-2-Diabetes, Herz-Kreislauf-Erkrankungen und für bestimmte Krebsarten; Kundi und Habermann-Horstmeier 2021). Dies alles gilt für Menschen mit und ohne Behinderung. Allerdings müssen bei Menschen mit Behinderung – insbesondere bei Menschen mit schwerer Mehrfachbehinderung – noch einige Besonderheiten berücksichtigt werden. Je nach dem Schweregrad der Behinderung können hier besondere Kost- und Zubereitungsformen nötig sein. Vor allem bei Menschen mit neuromuskulären Erkrankungen und/oder Schädigungen des zentralen Nervensystems kann es z. B. aufgrund von Kau- und Schluckstörungen zu Untergewicht und/

oder Fehlernährung kommen. Der Anteil der Untergewichtigen ist mit knapp 5 % bei MmgB daher höher als im Bevölkerungsdurchschnitt (1,4 %). Andererseits ist auch der Anteil der Übergewichtigen unter den MmgB besonders hoch. Betroffen sind v. a. Frauen mit geistiger Behinderung, insbesondere jedoch Frauen mit DownSyndrom sowie Frauen mit einer leichten geistigen Behinderung im ambulant betreuten Wohnen (Habermann-Horstmeier 2018, S. 51 ff.).

Bislang gibt es keine Vorschläge für eine gesunde, nachhaltige Ernährung in Behinderteneinrichtungen. Jedoch kann beispielsweise vieles aus den Leitlinien des Bayerischen Staatsministeriums für Ernährung, Landwirtschaft und Forsten (2021) für Senioreneinrichtungen auch auf die Situation in stationären Behinderteneinrichtungen übertragen werden. Zudem gibt es seit einigen Jahren erste Projekte und Angebote für MmgB, die sich mit gesundem Essen beschäftigen, wie etwa das *Projekt GESUND! – Gesundheitsförderung mit Menschen mit Lernschwierigkeiten* der Ersatzkassen und der Katholischen Hochschule für Sozialwesen Berlin (Allweis et al. 2016). Inwiefern solche Maßnahmen einen nachhaltigen Effekt auf das Ernährungsverhalten der Teilnehmenden haben kann, kann bislang nicht gesagt werden. Auch muss hierbei berücksichtigt werden, dass solche verhaltenspräventiven Projekte sich nur an Menschen mit leichteren intellektuellen, sozio-emotionalen und sprachlichen Einschränkungen richten können, da bei Menschen mit schwereren Einschränkungen die kognitiven und sozio-emotionalen Voraussetzungen für eine entsprechende Mitarbeit nicht vorliegen (Habermann-Horstmeier et al. 2023). Grundsätzlich sind im Behindertenbereich daher Maßnahmen der Verhältnisprävention in jedem Fall vorzuziehen. Dazu gehört auch, dass nachhaltiges, gesundheitsbewusstes Verhalten vorgelebt werden muss (Vorbildfunktion). Auf diese Weise kann voneinander gelernt werden, sodass es schließlich für alle selbstverständlich wird, sich gesund und nachhaltig zu ernähren, d. h. vor allem gesunde Nahrung in gesunden Mengen zu konsumieren. Dazu können auch im eigenen Garten oder auf dem Balkon Obst, Gemüse und Kräuter angebaut und von den Bewohner*innen gemeinsam gepflegt werden. Auf diese Weise lernen die Bewohner*innen anschaulich, wo die Nahrung herkommt und dass das Anbauen und Essen der eigenen Nahrungsmittel Spaß machen kann. Die Umstellung auf eine gesunde, nachhaltige Ernährung sollte langsam und schrittweise erfolgen, da die meisten Menschen (auch MmgB) seit Jahrzehnten an sehr intensiv schmeckende Fertigprodukte gewöhnt sind, denen verschiedenste Geschmacksstoffe zugesetzt werden. Zum Vorleben eines nachhaltigen, gesundheitsbewussten Verhaltens im Ernährungsbereich gehört auch die Mülltrennung, bei der z. B. der Bioabfall selbst kompostiert werden kann. Auch hierbei können Menschen mit einer leichteren geistigen Behinderung entsprechend ihren Fähigkeiten Aufgaben übernehmen und

beobachtend lernen, wie aus Bioabfällen wertvoller Humus wird, der wiederum
beim eigenen Gärtnern genutzt werden kann (Habermann-Horstmeier 2018).

3.4   Nachhaltige, klimagerechte Mobilität

Der Bereich Mobilität gehört weltweit zu den Bereichen mit dem höchsten Ressourcenverbrauch (s. Abschn. 3.3) und somit auch zu den Gebieten mit den
höchsten Einsparpotenzialen im Hinblick auf den CO_2-Ausstoß. Damit sind hier
auch die Möglichkeiten besonders groß, eine ökologisch nachhaltige Entwicklung
anzustoßen und umzusetzen.

Mobilität und Arbeit
Ziel einer nachhaltigen, klimagerechten Mobilität ist es, die CO_2-Emissionen dras-
tisch zu senken und dabei auch die Lärmemissionen zu reduzieren, die Luftqualität
zu verbessern sowie einen positiven Effekt im Hinblick auf die Gesundheit der pla-
netaren Ökosysteme einschließlich des Menschen zu erzielen *(Planetary Health)*.
Hinzu kommt eine Reduzierung des Flächenverbrauchs hinsichtlich der Inanspruch-
nahme durch Verkehrsmittel (z. B. bei Parkplätzen). Das Umweltbundesamt (2020)
regt zudem an, Verkehrswege durch veränderte Siedlungs- und Produktionsstruk-
turen zu verkürzen und die Auslastung der Fahrzeuge zu erhöhen. Dazu sollen
auf kommunaler Ebene integrierte Ansätze entwickelt und Maßnahmen umgesetzt
werden, die z. B. eine Förderung des Fuß- und Radverkehrs beinhalten.

Auch im Bereich der Behindertenarbeit spielt die Mobilität der MmgB und ihrer
Betreuungskräfte eine große Rolle. In der Regel müssen die Betreuer*innen täglich,
auch an Wochenenden und Feiertagen, den Weg von und zur Arbeitsstätte zurückle-
gen. Vor allem im ländlichen Raum liegen viele Einrichtungen abgelegen und sind
nur sehr schwer oder gar nicht über öffentliche Verkehrsmittel erreichbar, sodass die
dort Beschäftigten auf das Auto angewiesen sind. Hinzu kommt, dass es in einigen
Einrichtungen einen geteilten Dienst gibt, d. h. die Betreuungskräfte arbeiten in den
frühen Morgenstunden, bevor die Bewohner*innen zur Arbeit bzw. Tagesstruktur
abgeholt werden, und dann wieder am Nachmittag und Abend, wenn die MmgB aus
den Werkstätten oder dem Förder- und Betreuungsbereich zurück sind. Das heißt,
sie fahren die Strecke von Zuhause zur Arbeit und zurück zweimal am Tag. Hier
müssen also Anreize gesetzt werden, die es den Beschäftigten ermöglichen, auf
öffentliche Verkehrsmittel umzusteigen. Dies bedeutet beispielsweise, dass bereits
bei der Neubau-Planung auf eine gute Anbindung an den öffentlichen Personennahverkehr (ÖPNV) geachtet werden sollte. Vor allem im ländlichen Bereich sollten
sich die Einrichtungen auf kommunaler und regionaler Ebene für einen besseren

Ausbau des ÖPNV – d. h. für ein Angebot im Halbstundentakt insbesondere in den Hauptverkehrszeiten und eine Abstimmung der Fahrtzeiten der verschiedenen ÖPNV-Unternehmen – sowie die Anbindung ihrer Einrichtungen an das Netz des Öffentlichen Personennahverkehrs einsetzen (Umweltbundesamt 2022). Zudem sollte unter den Beschäftigten durch Aufklärungsmaßnahmen ein Bewusstsein dafür geschaffen werden, welchen erheblichen Einfluss auch der Individualverkehr auf unsere Klimabilanz und die Luftverschmutzung hat. In Gegenden ohne direkten Anschluss an das ÖPNV-Netz sollten Fahrgemeinschaften angeregt werden. Eine Alternative dazu ist ein Shuttlebus-System, bei dem die Beschäftigten von einem Bus der Einrichtung (idealerweise ein E-Bus) vom nächstgelegenen Bahnhof bzw. Bus-Bahnhof abgeholt und nach der Arbeit wieder dorthin gebracht werden. Ein weiterer Ansatzpunkt liegt im Bereich der Planung der Arbeitszeiten. Wenn immer möglich, sollte ein geteilter Dienst dann durch durchgehende Arbeitszeiten ersetzt werden, wenn die Beschäftigten v. a. ihr eigenes Auto zur Fahrt von und zur Arbeit nutzen (müssen). Auf diese Weise können die Emissionen halbiert werden, die durch die Fahrten mit einen konventionellen PKW an die Atmosphäre abgegeben werden. Bei kürzeren Arbeitswegen und gesundheitlich nicht eingeschränkten Arbeitskräften sollte das Fahrrad (ggf. auch ein E-Bike) zum Verkehrsmittel der Wahl werden. Um dies zu erreichen, sollten sich die Einrichtungen für eine gute Anbindung an das Radwegenetz einsetzen. Wichtig ist auch eine ausreichende Anzahl an gesicherten, überdachten Fahrradunterständen im Außenbereich der Einrichtungen.

Auch MmgB benötigen für die meisten ihrer Wege ein Verkehrsmittel. In der Regel werden sie täglich zur Werkstatt für behinderte Menschen (WfbM) bzw. zur tagesstrukturierenden Maßnahme gefahren. Meist werden hierzu Kleinbusse der Einrichtung oder eines Fahrdienstes (z. B. vom Roten Kreuz) eingesetzt. In der Regel handelt es sich hierbei (noch) nicht um E-Fahrzeuge, sondern um Fahrzeuge mit konventionellem Antrieb. Nicht selten sind diese zudem fahrzeugtechnisch nicht auf dem neuesten Stand. Nur Menschen mit einer leichteren geistigen Behinderung können – meist im urbanen Bereich – für diese Wege den ÖPNV nutzen. Noch weniger MmgB sind in der Lage, den Weg alleine mit dem Fahrrad zurückzulegen.

Die Trennung von Wohnen und Arbeit wurde in Deutschland in den letzten Jahrzehnten so konsequent umgesetzt, dass es heute kaum noch Einrichtungen gibt, die beide Aspekte des täglichen Lebens unter einem Dach anbieten. Auch hierbei berief man sich meist wieder auf die Prinzipien von Normalisierung (Nirje und Perrin 1991) und Inklusion und berücksichtigte dabei nicht die sehr verschiedenen Bedürfnisse und Wünsche der einzelnen Individuen aus der heterogenen Gruppe der MmgB, sondern gab damit dem sozialen Anpassungsdruck nach. Dies ist umso erstaunlicher, als die räumliche Trennung von Wohnen und Arbeiten in der menschlichen Geschichte noch ein sehr neues Phänomen ist (Suzman 2021, S. 289 ff.) und das Arbeiten zu

Hause in den letzten Jahren – nicht zuletzt während der COVID-19-Pandemie – als „Homeoffice" auch in der sog. Mehrheitsgesellschaft wieder angekommen ist. Dass das Arbeiten und Betreut-werden in einer WfbM nur sehr bedingt ein Beitrag zur Inklusion sein kann, da die MmgB dort wieder unter sich sind, liegt auf der Hand. Zudem sind viele Menschen mit einer schwereren geistigen Behinderung und ältere MmgB oftmals durch die nach der Werkstättenverordnung (§ 6 Abs. 2 WVO) anzustrebende Vollzeitbeschäftigung mit Arbeitszeiten von 35 bis 40 h pro Woche überfordert. Eine Arbeitszeitverkürzung ist selbst bei Menschen mit einer schweren geistigen Behinderung, die im Förder- und Betreuungsbereich einer WfbM versorgt werden, meist nur mithilfe eines ärztlichen Gutachtens möglich. Für diesen Personenkreis sowie für viele ältere MmgB wäre es daher aus gesundheitlichen, sozialen und nicht zuletzt auch aus ökologischen Gründen sinnvoller, Arbeit bzw. Tagesstruktur und Wohnen wieder räumlich miteinander zu verknüpfen. Dadurch würde nicht nur Energie eingespart und weniger CO_2 an die Atmosphäre abgegeben, es entfiele damit auch die für einige Personengruppen (Menschen mit einer Autismus-Spektrum-Störung, Menschen mit starken sozio-emotionalen Einschränkungen oder zusätzlichen psychischen Erkrankungen) die oftmals Stress auslösende Situation im vollbesetzten Bus. Solange dies nicht gewährleistet ist, ist der Transfer von und zur WfbM für viele MmgB auch im Hinblick auf den Klimawandel ein großes Problem. Insbesondere in ländlichen Gegenden sind die Fahrtzeiten oft lang. Die Rückfahrt am späten Nachmittag fällt in der Regel in die heißesten Stunden des Tages. Bislang wurden Maßnahmen wie eine Reduzierung der Arbeitszeit, eine Verlegung der Arbeitszeiten in kühlere Stunden oder gar ein Schließen des Förder- und Betreuungsbereichs (FuB) und/oder der ganzen WfbM während einer länger andauernden Hitzeperiode aus Gründen des Gesundheitsschutzes noch nicht diskutiert. Während dieser Zeiten müsste dann jedoch die Betreuung in den Wohneinrichtungen gewährleistet sein.

Die hier angedachte Möglichkeit der räumlichen Verknüpfung von Wohnen und Arbeiten für Menschen mit schweren und schwersten intellektuellen und sozioemotionalen Einschränkungen gilt nicht für die meisten Menschen mit leichterer geistiger Behinderung. Für sie sollten verstärkt inklusive Arbeitsmöglichkeiten auf dem allgemeinen Arbeitsmarkt geschaffen werden, die den Fähigkeiten, Fertigkeiten und Wünschen der Betroffenen entsprechen und über die sie nachhaltig Anerkennung und soziale Teilhabe erfahren können.

Mobilität und Freizeit
Auch für die Freizeitgestaltung, zum Einkaufen und zur Wahrnehmung von Arzt- und Therapie-, Frisör- oder Fußpflegeterminen sind in der Regel Verkehrsmitteln

nötig, sofern entsprechende Leistungen nicht im Haus erbracht werden. Insbesondere für Einrichtungen, die nicht unmittelbar an das ÖPNV-Netz angebunden sind,
werden zur Beförderung der Bewohner*innen meist Autos oder Kleinbusse eingesetzt. Diese sind heute noch überwiegend Fahrzeuge mit konventionellem Antrieb,
die weiterhin zur Luftverschmutzung und zu einem Fortschreiten des Klimawandels
sowie einem Anstieg der Lärmemissionen beitragen. Es ist daher wichtig, dass auch
die Einrichtungen der Behindertenhilfe – ggf. mit staatlicher Unterstützung – auf
E-Autos umsteigen. Zudem sollten im Rahmen des Hochwasser- und Klimaschut-
zes die vorhandenen Parkplätze entsiegelt werden, z. B. mit wasserdurchlässigen
Belägen wie Rasengittersteinen, die ein langsames Versickern des Regenwassers
ermöglichen.

Wenn immer möglich, sollte für längere und kürzere Strecken jedoch der öffentliche Nah- bzw. Fernverkehr genutzt werden. Hierfür ist eine Anbindung der
Einrichtungen an das ÖPNV-Netz nötig. Zudem müssen sich Politik, Verkehrs-
unternehmen und Behinderteneinrichtungen verstärkt für eine behindertengerechte
Gestaltung aller Bahnen, Busse und Bahnhöfe einsetzen. Gleichzeitig ist eine Förderung der Mobilitätskompetenz von MmgB nötig, die sich alleine im öffentlichen
Raum bewegen möchten. Hierzu bieten sich z. B. individuelle Fahrtrainings mit
einem Begleit-Paten an (Beispiel: MOVE im Landkreis Tübingen[3]). Auch hinsichtlich der Akzeptanz von MmgB im öffentlichen Raum ist noch viel zu tun. Hier sollte
es das Ziel sein, dass MmgB überall und jederzeit die öffentlichen Verkehrsmittel
auch alleine gefahrlos nutzen können.

Ein weiterer, klimarelevanter Bereich ist der Urlaub. Für große Teile der Bevölkerung wurde es in den letzten Jahren zunehmend selbstverständlich, mehrmals
im Jahr und auch in ferneren Gebieten der Erde Urlaub zu machen und dazu
v. a. das Flugzeug als Verkehrsmittel zu nutzen. Auch viele MmgB machen
inzwischen regelmäßig Urlaub bzw. fahren in die Freizeit. Oftmals sind es nichtink-
lusive Urlaubsfahrten speziell für MmgB, die von den Wohneinrichtungen selbst
geplant und umgesetzt werden. Alternativ können zunehmend solche Leistungen
von anderen Trägern „eingekauft" werden. Hierbei werden auch häufig längere
Auslandsreisen angeboten, wie etwa Busfahrten nach Südtirol oder Flugreisen nach
Mallorca. Auch hier sollte berücksichtigt werden, dass das Phänomen „Urlaub
machen", so, wie wir es heute verstehen, ebenfalls noch eine recht neue Erscheinung
ist. Erst in den letzten 50 Jahren wurde das „Urlaub machen" (einer vom Arbeitgeber
genehmigten Abwesenheit vom Arbeitsplatz zu Erholungszwecken) identisch mit

---

[3] Siehe https://www.freundeskreismensch.de/beratung-und-offene-hilfen/move-mobilitaet-
verbindet.html#:~:text=MOVE%20erm%C3%B6glicht%20j%C3%BCngeren%20und%
20%C3%A4lteren,Praktikum%20oder%20zum%20Sport%20sein.

dem „in Urlaub fahren". Auch dies wurde im Rahmen des Normalisierungsprinzips auf MmgB übertragen, vielfach ohne dabei die Bedürfnisse und Wünsche der einzelnen MmgB zu berücksichtigen. Gerade die COVID-19-Pandemie hat gezeigt, dass es für Menschen mit stärkeren intellektuellen und sozio-emotionalen Einschränkungen, aber auch für einen Teil der Menschen mit einer Autismus-Spektrum-Störung bzw. mit bestimmten psychischen Erkrankungen in psychischer und physischer Hinsicht nachhaltig gesundheitsfördernd sein kann, wenn sie während dieser freien Zeit in ihrer gewohnten Umgebung eine intensivere, personenbezogene Betreuung mit gelegentlichen Gemeinschafts- und Naturerlebnissen genießen können (Habermann-Horstmeier 2020b). Längere Urlaubsreisen, insbesondere Flugreisen, bedeuten für diese Personengruppen also nicht immer Erholung, sondern können für sie mit Stress verbunden sein. Dies gilt insbesondere für das Fliegen, welches gleichzeitig die klimaschädlichste Art ist, sich fortzubewegen.

Selbstverständlich sollte es für Menschen mit einer leichteren geistigen Behinderung auch weiterhin interessante Urlaubsangebote geben, die möglichst nicht nur nachhaltig und klimaschonend sind, sondern auch die Möglichkeit zu Kontakten mit nichtbehinderten Menschen bieten. Gesundheitliche Co-Benefits in körperlicher, sozialer und psychischer Hinsicht bieten z. B. Urlaubsfreizeiten, die zur körperlichen Betätigung anregen. Viele MmgB ergreifen von sich aus nicht die Initiative, um sich mehr zu bewegen. Sie verhalten sich in ihrer Freizeit oft passiv. Je selbstbestimmter sie leben, desto größer ist ihr Risiko für einen Bewegungsmangel, da dann meist die extrinsische Motivation in Form von Anregungen durch Betreuungskräfte wegfällt. Dies gilt sowohl für Alltagsbewegungen als auch für sportliche Aktivitäten. Im Vordergrund aller bewegungsfördernden Angebote sollte dabei der Spaß an der Bewegung stehen. Für viele Menschen ist es grundsätzlich leichter, sich gemeinsam in einer Gruppe mit anderen Menschen zu bewegen. Auch sollten die genannten Angebote ein bestimmtes, attraktives Ziel haben, um extrinsische Motivation zu schaffen. Die Natur ist dabei nicht nur ein idealer Bewegungsraum, sondern spricht ganz nebenbei auch alle Sinne an und dient damit der Förderung der körperlichen, geistigen, kommunikativen und sozialen Fähigkeiten. Infrage kommen hier z. B. Urlaubsfreizeiten, die gemeinsames Wandern, Fahrradfahren (ggf. auch mit Therapiedreirad oder Therapietandem) oder Reiten anbieten. Auch weniger bewegungsfreudige MmgB können zum Laufen z. B. durch einen speziell für die Arbeit im Behindertenbereich ausgebildeten Therapie-Hund animiert werden. Ähnlich anregend sind z. B. Alpaka- oder Lama-Wanderungen. Andere bewegungsfördernde Aktivitäten im Rahmen von Urlaubsfreizeiten sind beispielsweise das gemeinsame (möglichst inklusive) Fußballspielen, Kegeln, Tanzen oder auch Trommeln. Anderen MmgB macht das Schwimmen und die Bewegung im Wasser besonderen Spaß. Auch das inklusive Paddeln auf ruhigen Gewässern kann für Menschen mit einer leichteren geistigen Behinderung als bewegungsanregende Urlaubsaktivität infrage kommen.

Da Vektoren wie Mücken und Zecken ebenso wie bestimmte Wirtsorganismen von Krankheitserregern (z. B. Nagetiere, die Hantaviren übertragen) von den wärmeren Umweltbedingungen aufgrund des Klimawandels profitieren, nimmt auch das Risiko für eine Reihe von Infektionskrankheiten zu. Bei der Bewegung in der Natur muss daher immer auch an den Schutz vor diesen Infektionskrankheiten gedacht werden. Zecken übertragen z. B. FSME-Viren und Borreliose-Erreger (Bakterien der Art *Borrelia burgdorferi*). Insbesondere in Risikogebieten ist daher eine FSME-Impfung („Zeckenimpfung") wichtig. Ein Borreliose-Impfstoff gegen die in Europa vorkommenden Borrelien-Varianten ist derzeit noch in der klinischen Prüfung. Seit einigen Jahren gibt es auch in Deutschland Berichte über neu aufgetretene Erkrankungen, wie etwa das West-Nil-Fieber, das durch das mückenübertragene West-Nil-Virus hervorgerufen wird (RKI 2023). Empfehlenswert ist hier ein nachhaltiger Mückenschutz, der z. B. ätherische Öle enthält, sowie die Bedeckung freier Körperstellen. Auch wasserübertragene Erkrankungen nehmen infolge des Klimawandels zu. So kam es z. B. an der Ostsee bereits zu Krankheitsausbrüchen durch wasserübertragene bakterielle Vibrionen (Ebi et al. 2017). In diesen Fällen hilft nur das Meiden der Gewässer während dieser Zeiten.

3.5 Maßnahmen im Vorfeld von und bei Akutereignissen

Wie bereits mehrfach angesprochen, nehmen auch andere Extremereignisse wie Überflutungen, Stürme sowie Wald- und Flächenbrände mit dem Klimawandel zu (Huber 2021). Dies hat bereits jetzt erhebliche Auswirkungen auf die Gesundheit der Menschen (Watts et al. 2021).

Die Situation in Deutschland
Auch in Deutschland werden z. B. heftige Starkregen-, Hagel- und Sturmereignisse immer häufiger. In den letzten Jahren kam es z. B. immer wieder zu großen Überschwemmungen. Neben den fehlenden Flutungsgebieten für Flüsse und Bäche erhöhen die durch die zunehmende Versiegelung und Verdichtung der Bodenstruktur verringerten Versickerungsmöglichkeiten das Abwasseraufkommen. Da der vielfach ausgetrocknete, harte Boden das Wasser bei Starkregen nicht mehr aufnehmen kann, steigt das Risiko von Überflutungen, Erdrutschen und Steinschlag stark an (McCall et al. 2020). Allein im Ahrtal starben 2021 bei dem sog. Jahrhunderthochwasser insgesamt 134 Menschen, es gab dort 766 Verletzte und zudem massive

Infrastrukturschäden durch Verschmutzungen und Kontaminationen mit Schadstoffen sowie Schäden an der technischen Infrastruktur (BpB 2021). Auch die soziale Infrastruktur (z. B. Krankenhäuser, Alten- und Behinderteneinrichtungen) war betroffen. Im Erdgeschoss einer Wohneinrichtung für Menschen mit geistiger und schwerer Mehrfachbehinderung starben zwölf Personen, weil sie nicht rechtzeitig evakuiert wurden. Die im ersten Stock durch die Wassermassen eingeschlossenen Bewohner*innen waren zudem über Stunden sich selbst überlassen und in der Folge stark traumatisiert (Lebenshilfe Kreisvereinigung Ahrweiler 2021). Neben direkten gesundheitlichen Schäden wie Todesfällen und physischen und psychischen Verletzungen besteht bei solchen Akutereignissen auch eine erhöhte Unfallgefahr im Straßenverkehr. Darüber hinaus kann in der Folge die Wasserqualität in dem betroffenen Gebiet sinken. So können z. B. nach der Überflutung von Abwassersystemen auch Hepatitis A-Viren oder Cryptosporidien über fäkal kontaminiertes Wasser Infektionen beim Menschen auslösen (Gertler et al. 2015; RKI 2021). Zudem kann die Ausbreitung von vektorübertragenen Erkrankungen zunehmen, da Extremwetterereignisse oft die idealen Nährböden für die Vermehrung der Vektoren bereiten (s. o.).

Maßnahmen im Vorfeld von Akutereignissen
Hochwasserschutzmaßnahmen gehören daher zu den wichtigsten Maßnahmen im Rahmen der Klimafolgenanpassung. Von großer Bedeutung ist hierbei die Identifizierung potenzieller Überschwemmungsgebiete. Liegen Gebäude der sozialen Infrastruktur wie Behinderteneinrichtungen in potenziellen Überschwemmungsgebieten, sollte – wenn immer möglich und auf längere Sicht – über eine Umsiedelung in weniger gefährdete Gebiete nachgedacht werden. Bestandsgebäude im potenziellen Überschwemmungsbereich sollten mit hochwasserdichten Fenstern und Türen ausgestattet sein. Zudem empfehlen sich Schotten für die Kellerschächte und alle Eingänge sowie ggf. Dämmbalken bzw. Flutschutztüren. Rückstauklappen schützen zudem vor aufsteigendem Wasser aus der Kanalisation. Die Einrichtungsleitungen sollten sich darüber hinaus in ihrer Stadt oder Gemeinde dafür einsetzen, dass neue Abfluss- und Retentionsflächen geschaffen und vorhandene Flächen gesichert werden, um Überflutungsrisiken durch Starkregen zu verringern. Hierbei spielt eine große Rolle, dass 70 bis 100 % der Niederschläge vorübergehend durch eine Vegetationsschicht aufgefangen werden können und erst nach und nach an die Kanalisation abgegeben werden. Auf diese Weise wird das kommunale Entwässerungssystem entlastet (Schröder und Moebus 2021, S. 205 f.). Die Gebäude der Behindertenhilfe können zudem über eine Entsiegelung von Flächen und eine Begrünung von Dächern und Fassaden mit dazu beitragen, dass das Wasser verzögert abfließt, durch die Grünflächen gereinigt wird und das Grundwasser auffüllt.

Einen gewissen Schutz vor Sturm und Hagel bieten hagelwiderstandsfähigere Baustoffe und Bauteile. Auch heruntergelassene Rollläden bieten bei Hagel Schutz vor Glasbruch und Verletzungen durch Glassplitter. Antennen, Solaranlagen und Satellitenschüsseln sollten sturmgerecht befestigt sein. Mobile Einrichtungsgegenstände (z. B. Sonnenschutzvorrichtungen) sollten rechtzeitig entfernt bzw. eingeholt werden (GDV 2018).

In Behinderteneinrichtungen muss zudem auf eine möglichst barrierefreie Umgebung geachtet werden, die verschiedenste Formen der Behinderung berücksichtigt und eine barrierefreie Evakuierung im Fall von Extremereignissen ermöglicht.

Zu den bereits im Vorfeld zu planenden Katastrophenschutzmaßnahmen gehört darüber hinaus auch die Kontaktaufnahme zu psychotherapeutisch ausgebildeten Fachkräften, die im Umgang mit MmgB geschult sind, da es für MmgB besonders schwierig ist, traumatisierende Erfahrungen zu verarbeiten, die sie im Verlauf von klimawandelbedingten Extremereignisse gemacht haben.

Notfallmaßnahmen

Hinzu kommen an die Gegebenheiten vor Ort angepasste Katastrophenschutzmaßnahmen, die immer wieder aktualisiert werden müssen. So sollten sich Behinderteneinrichtungen dafür einsetzen, dass in ihrer Gemeinde bzw. ihrer Stadt zum einen über Sirenen, Lautsprecher **und** Handy-Apps rechtzeitig gewarnt wird (Katastrophen-Warnsystem), dass zum anderen darüber hinaus noch eine direkte, auch im Notfall belastbare Verbindung der sozialen Einrichtungen zu den regionalen Katastrophenschutzzentren besteht, um die Helfenden hinsichtlich der aktuellen Lage dieser besonders vulnerablen Bevölkerungsgruppen auf dem Laufenden zu halten. Bereits im Vorfeld müssen Evakuierungspläne für Einrichtungen erarbeitet werden, die sich um diese besonders vulnerablen Bevölkerungsgruppen (Menschen mit Behinderung, alte und kranke Menschen, Klein- und Schulkinder) kümmern. Hierzu sind regelmäßige Schulungen des Personals der Einrichtungen sowie regelmäßige Übungen in Zusammenarbeit mit dem regionalen Katastrophenschutz nötig. Vor allem in den Behindertenwohneinrichtungen braucht es eine ausreichende Anzahl an gut geschulten Betreuungs- oder Pflegekräften, die auch in der Nacht vor Ort sind, um dafür zu sorgen, dass Menschen mit stärkeren intellektuellen und sozio-emotionalen Einschränkungen rechtzeitig in Sicherheit gebracht werden können. Gehören zu einer Behinderteneinrichtung mehrere nebeneinanderliegende Gebäude, muss dies für jedes Haus sichergestellt sein, da die Gebäude im Notfall durch die Wassermassen oder durch Feuer von den übrigen Bereichen abgeschnitten werden können. Hier reicht es nicht, ein Telefonwarnsystem einzurichten, über das die Bewohner*innen im Notfall eine Betreuungskraft in Rufbereitschaft erreichen können. Vor allem innerhalb der Einrichtungen muss das Warnsystem zudem

barrierefrei sein, sodass auch Menschen mit stärkeren intellektuellen Einschränkungen bzw. mit Seh- und Hörstörungen gewarnt werden können. Für ambulant
betreute MmgB, die alleine, als Paare oder in nicht-inklusiven Kleingruppen
zusammenleben, sollte ebenfalls ein Notfallplan vorliegen, der genau regelt, wie
bei jedem Einzelnen im Notfall vorgegangen wird. Mögliche Hilfen wären hier
die Installation eines Hausnotruf-Knopfs und die Einbettung der MmgB in ein
Nachbarschaftshilfe-System.

Eine zentrale Maßnahme im Rahmen des Katastrophenschutzes ist die Aufklärung der Bewohner*innen und der Betreuungs- und Pflegekräfte über das
richtige Verhalten bei Extremereignissen. Hierzu gehören Schulungen zur Verhinderung von Bränden sowie das Erstellen von Notfallplänen und das regelmäßige
Üben des Verhaltens im Notfall. Solche Notfälle können z. B. Brandsituationen
oder Überschwemmungen sein. Hierbei spielen die bereits angesprochenen barrierefreien Warnsysteme eine große Rolle, über die alle Bewohner*innen und
Mitarbeiter*innen in kürzester Zeit erreicht werden können. Nur dann, wenn
diese ausreichend auf den Notfall vorbereitet sind, kann eine Evakuierung möglichst geordnet und ohne Panik erfolgen. Aufgabe der Einrichtungsleitungen ist
es darüber hinaus, bereits zuvor mit dem örtlichen Zivilschutz Kontakt aufzuneh-
men, damit Notunterkünfte bereitgestellt werden, die auf die Besonderheiten der
Bewohner*innen von Behinderteneinrichtungen vorbereitet sind und z. B. einen
barrierefreien Zugang (etwa hinsichtlich der Beförderungsmöglichkeiten oder der
Toiletten in den Notunterkünften) ermöglichen (Lebenshilfe Nordrhein-Westfalen
2021).

Beispiel: Umweltverschmutzung 4

Durch den Verkehr, durch Industrie und Gewerbe, Landwirtschaft und Abfall-Deponien sowie die Heizungen der Privathaushalte wurden in den letzten Jahrzehnten große Mengen an Schadstoffen wie Schwefeldioxide, Stickoxide, Feinstaub, Ammoniak und Kohlenstoffmonoxid an die Luft abgegeben. Auch in Innenräumen werden Schadstoffe freigesetzt, hierzu gehören z. B. die Ausdünstungen von Haushaltsreinigern, Möbeln, Baumaterialien etc. Diese Luftschadstoffe werden v. a. über die Lungenschleimhäute aufgenommen und können zahlreiche Erkrankungen (Herzinfarkt, Herzinsuffizienz, Schlaganfall, COPD, Asthma bronchiale, Lungenkrebs) auslösen. Sie beeinträchtigen wahrscheinlich auch die Hirnleistung und tragen zur Entstehung eines Diabetes mellitus bei. Menschen, die über längere Zeiträume hohen Schadstoffbelastungen ausgesetzt waren, haben eine deutlich verkürzte Lebenserwartung (Künzli et al. 2021). Auch die Gewässer sind inzwischen oft stark mit Schadstoffen kontaminiert. Sogar in Mitteleuropa lassen sich im Trinkwasser immer wieder Nitrat und Nitrit, Arsen, Blei, Pestizide und Arzneimittel sowie deren Metaboliten nachweisen (vgl. Egger et al. 2021). Pestizide und ihre Abbauprodukte gelangen in der Regel über die Landwirtschaft, aber auch immer noch über Gartenbau und Privatgärten in den Boden und von dort aus in die Gewässer und ins Grundwasser – und somit auch in unser Trinkwasser und in unsere Nahrung. Arzneimittel und ihre Metaboliten werden nicht nur in Krankenhäusern und Arztpraxen in großen Mengen – meist über das Abwasser – an die Umwelt abgegeben, sondern auch von jedem einzelnen Patienten, der ein Arzneimittel verwendet.

L. Habermann-Horstmeier, *Soziale, gesundheitliche und ökologische Nachhaltigkeit in der Behindertenarbeit*, essentials, https://doi.org/10.1007/978-3-662-68718-5_4

Über das Wasser oder die Nahrung aufgenommen, können diese Substanzen dann eine krebserregende, allergene[1], hormonelle oder teratogene[2] Wirkung haben. Substanzen mit einer karzinogenen[3] Wirkung können bereits in geringen Mengen ein Krebswachstum auslösen (kein Null-Risiko). Stoffe mit hormoneller Wirkung wie endokrine Disruptoren (BAG 2018) führen zudem insbesondere dann zu Gesundheitsschäden, wenn sie nur in sehr geringen Mengen aufgenommen werden. So können z. B. die endokrinen Disruptoren Bisphenol A, Vinclozolin oder Methoxychlor zu einer Beeinflussung der Fruchtbarkeit führen, die wahrscheinlich über epigenetische Mechanismen auch an Folgegenerationen weitergegeben wird (Mansuy et al. 2020, S. 66 f.). In den Abwässern finden sich zudem auch Haushaltschemikalien, Mikroplastik und radioaktiv belastete Substanzen aus Haushalten sowie aus Kranken-, Pflege- und Betreuungseinrichtungen. Mikroplastik entsteht z. B. durch den Abrieb von Autoreifen und Schuhsohlen, durch Alterungs- und Zerfallsprozesse von achtlos weggeworfenen Plastikverpackungen, -bechern, -tüten oder -flaschen, die Freisetzung von Plastikpartikeln an Baustellen oder bei der Verwehung von Plastikpartikeln von Sport- und Spielplätzen (z. B. Kunstrasen, Spielplatzmatten). Sie gelangt in den Boden, in die Luft und in die Gewässer. Mittlerweile wurde Mikroplastik nicht nur in der Nahrung und im Trinkwasser, sondern auch im menschlichen Körper nachgewiesen (vgl. Khan und Jia 2023). Wird das Abwasser nur ungenügend gereinigt, gelangen all diese Substanzen und ihre nicht selten ebenso schädlichen Abbauprodukte direkt in Flüsse, Seen und Meere und führen dort u. a. zu einem Biodiversitätsverlust und einem Rückgang der Fischbestände, was wiederum die Ernährungs- und Gesundheitssituation der Menschen negativ beeinflusst.

4.1 Nachhaltiger Umgang mit Medikamenten und Medizinprodukten

Aufgrund der überdurchschnittlich hohen Morbidität von MmgB sind Menschen mit geistiger Behinderung auch überdurchschnittlich häufig auf die Einnahme von Medikamenten angewiesen. Dies gilt insbesondere für Menschen mit schwereren Behinderungsformen. Hinzu kommt, dass viele MmgB aufgrund von „herausforderndem Verhalten" mit Psychopharmaka behandelt werden, obwohl keine diagnostizierte psychische Erkrankung vorliegt (Sheehan et al. 2015) und eine

---

[1] Allergen = Allergie auslösend.
[2] Teratogen = Fehlbildungen beim Ungeborenen auslösend.
[3] Karzinogen = krebserregend.

Pharmakotherapie die am wenigsten Erfolg versprechende Behandlungsform bei sog. Verhaltensstörungen von MmgB ist (Unwin und Deb 2008). Auch dies gilt wieder v. a. für Menschen in stationären Wohnformen und Menschen mit stärkeren Einschränkungen. Sowohl in gesundheitlicher als auch in ökologischer Hinsicht sollte daher das Verschreibungsverhalten von Ärzt*innen im Hinblick auf Psychopharmaka für MmgB hinterfragt werden. Nur dort, wo auch eine gesicherte psychiatrische Diagnose vorliegt und dies erforderlich ist, sollten Psychopharmaka bei MmgB eingesetzt werden. Allerdings komme es nach Seidel (2011) „nicht selten vor, dass Psychopharmaka von Mitarbeitenden in Einrichtungen und Diensten der Behindertenhilfe bei bestimmten problematischen, vor allem expansiven, störenden oder gar gefährlichen Verhaltensweisen als letzter Ausweg gesehen und vom Arzt auch nachdrücklich verlangt werden. Darin spiegeln sich hierzulande wohl auch ein fortschreitender Personalmangel und eine unzulängliche fachliche Unterstützung (z. B. durch einschlägig erfahrene Diplompsychologen, Psychotherapeuten, Ärzte usw.) in den Einrichtungen wider." Um den Einsatz von Psychopharmaka bei MmgB im Sinne einer gesundheitlichen und ökologischen Nachhaltigkeit zu reduzieren, d. h. das Auftreten unnötiger Nebenwirkungen zu verhindern und Umweltschäden zu verringern, muss jedoch in erster Linie ausreichend und gut ausgebildetes Betreuungspersonal vorhanden sein, das das auffällige Verhalten, z. B. anhand des SEO-Konzepts nach Došen, Sappok und Zepperitz, einordnen kann und darin geschult ist, eine mögliche Eskalations-Spirale erst gar nicht entstehen zu lassen. Darüber hinaus müssen Ärzt*innen über diese Problematik Bescheid wissen und Alternativen zur Psychopharmaka-Verschreibung nennen können.

Im Hinblick auf einen nachhaltigen Umgang mit Medikamenten in Behinderteneinrichtungen sollte auch darüber aufgeklärt werden, dass die Medikamentenherstellung und -entsorgung grundsätzlich mit einem hohen Ressourcenverbrauch, großen Abfallmengen, der Erzeugung großer Mengen an Treibhausgasemissionen sowie der Verschmutzung der Umwelt im Rahmen der Herstellung und Anwendung verbunden ist (Ostertag et al. 2020; WBGU 2023).

Daher ist die Aufklärung der Betreuungskräfte und der Menschen mit einer leichteren geistigen Behinderung über die möglichst umweltfreundliche Verwendung und Entsorgung der benötigten Medikamente von großer Bedeutung. Hierzu gehört auch das Wissen darum, welche Medikamente besonders umweltschädlich sind (Abb. 4.1).

So kann z. B. das Abwischen der Hände nach der Anwendung von topischen Arzneimitteln (z. B. von Salben, Cremes) mit einem Papiertuch verhindern, dass Medikamentenrückstände von den Händen in den Wasserkreislauf gelangen. Das

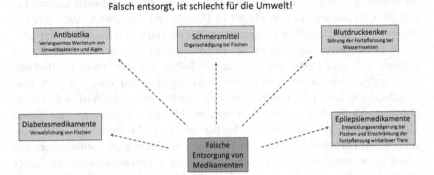

Abb. 4.1 Die Abbildung zeigt eine Auswahl von Medikamenten, die besonders häufig in der Umwelt nachgewiesen werden. (Quelle: Eigene Abbildung nach BMUV. Welche Auswirkungen haben Medikamente auf die Umwelt? (o. J.). https://www.bmuv.de/richtig-entsorgen-wirkt/welche-auswirkungen-haben-medikamente-auf-die-umwelt)

Papiertuch wird dann über den Restmüll entsorgt (Wagner et al. 2022; Arzneimittelkommission der Deutschen Apotheker 2022; Bielfeldt et al. 2022). Auf diese Weise können schädliche Einträge ins Grundwasser verringert werden. Wichtig ist zudem die sachgerechte Entsorgung von Verpackungen und abgelaufenen bzw. nicht mehr benötigten Medikamenten. Arzneimittel dürfen keinesfalls über die Toilette oder das Waschbecken entsorgt werden, sondern werden je nach Bundesland entweder in den Hausmüll, zum Schadstoffmobil, zu einem Recycling-Hof oder zurück zur Apotheke gegeben. Dies gilt auch für flüssige Arzneimittel in ihrem ursprünglichen Behältnis. Einige Medikamente, wie z. B. Zytostatika, dürfen jedoch nicht über den Restmüll entsorgt werden. Blisterverpackungen von Arzneimitteln bestehen bisher aus Aluminium, Polyvinylchlorid und anderen Substanzen und sind nicht recyclebar. Allerdings wurden inzwischen auch Blister aus nur einem einzigen Kunststoff entwickelt, der recyclebar ist. Diese werden aber bislang noch kaum eingesetzt. Ähnliches gilt für Arzneimitteltuben, die aus einem einzigen Werkstoff hergestellt werden. Patient*innen haben in der Regel keinen Einfluss darauf, wie das von ihnen benötigte Medikament verpackt wird.

Behinderteneinrichtungen nehmen zunehmend das Angebot von Apotheken einer individualisierten bzw. personalisierten Medikamentenverpackung (zusätzliche Verblisterung oder Zusammenführung der Medikamente für einen Einnahmezeitpunkt in einem verschließbaren Döschen) an, um die zeitaufwendige Bereitstellung der Tabletten von Hand und das damit verbundene Fehlerrisiko zu vermeiden. Dies schafft zusätzlichen Abfall und sollte nur dann in Anspruch genommen werden, wenn die Döschen wiederverwendet werden können bzw. die Verblisterung recyclebar ist.

Mittlerweile wird z. B. in der S1-Handlungsempfehlung „Klimabewusste Verordnung von inhalativen Arzneimitteln" der Deutschen Gesellschaft für Allgemeinmedizin und Familienmedizin (DEGAM 2022) auch auf die Verschreibung von Arzneimitteln in einer umweltfreundlicheren Darreichungsform (wie z. B. Pulverinhalatoren im Vergleich zu Dosieraerosolen) hingewiesen. Die Umsetzung eines *Eco-Directed Sustainable Prescribing* (EDSP; Daughton 2014; Wang et al. 2020) steckt derzeit jedoch noch in den Kinderschuhen.

Bislang erst wenig reflektiert wurde z. B. auch das Tragen von (medizinischen) Einmalhandschuhen im Rahmen von Pflegehandlungen, ohne dass hierfür eine medizinische Notwendigkeit besteht. Auch dies ist aus ökologischer Sicht ein Ansatzpunkt, um Ressourcen zu sparen und die Umwelt weniger zu belasten (Brunke et al. 2023; Bellini et al. 2022; Imhof et al. 2021).

4.2 Nachhaltiger Umgang mit Pflegemitteln und Haushaltsprodukten

Es ist seit langem bekannt, dass die Verwendung von Haushaltsprodukten wie Desinfektionsmitteln, chlorhaltigen Sanitärreinigern, Toilettensteinen und Weichspülern die Umwelt belasten. Reiniger enthalten z. B. oft Duftstoffe, antibakterielle Inhalts- und Konservierungsmittel sowie Tenside, die die Umwelt schädigen. Ihre Verwendung kann sich darüber hinaus auch negativ auf die Gesundheit der Anwendenden sowie der in einem Haushalt bzw. einer Einrichtung lebenden Menschen auswirken. Zudem finden sich in vielen im Haushalt verwendeten Kunststoffen sogenannte Weichmacher (z. B. Phthalate). Sie sind beispielsweise in kunststoffbeschichteten Verpackungsmaterialien, Spielzeugen, Medizinprodukten oder Kosmetika enthalten. Über den Hausstaub und die Raumluft gelangen sie in den menschlichen Körper und können sich dort negativ auf die Gesundheit auswirken. Auch viele Kunststoffböden enthalten noch immer große Mengen an solchen Weichmachern. Zudem findet man sie in Fenster- und Türdichtungen, Elektrokabeln, Wandfarben, Duschvorhängen, Kunststoffschüsseln, Plastiktüten etc. Einige Phthalate wirken als endokrine Disruptoren und können zu Unfruchtbarkeit, Übergewicht und zur Entstehung eines Diabetes mellitus beitragen. Bei einer Belastung mit Phthalaten während der Schwangerschaft wurde zudem von einer Verweiblichung männlicher Feten und von einem erhöhten Frühgeburtsrisiko berichtet (Umweltbundesamt 2016).

In Innenräumen können auch andere chemische Stoffe (z. B. Formaldehyd, Toluol, Benzaldehyd, Quecksilber) durch Baustoffe, Möbel und andere Einrichtungsgegenstände freigesetzt werden. Besonders hoch kann die Belastung bei Renovierungsarbeiten sein, wenn Schadstoffe aus den verwendeten Materialien oder aus Reinigungsmitteln in die Innenraumluft gelangen. Eine vorübergehende Schadstoffbelastung entsteht auch durch das Abbrennen von Kerzen und Duftölen in Lampen oder die Verwendung von Raumsprays oder Haarsprays.

Sowohl bei Pflegemittel als auch bei Haushaltsprodukten empfiehlt sich hinsichtlich der ökologischen und gesundheitlichen Nachhaltigkeit die Verwendung von in Herstellung, Verpackung und Vertrieb ressourcenschonenden Produkten. Sie sollten möglichst auf der Basis pflanzlicher, nachwachsender Inhaltsstoffe hergestellt und biologisch abbaubar sein.

Empfehlenswert ist zudem die Verwendung von Nachfüllpackungen sowie von Produkten mit Dosierkappen, die eine uneffektive Überdosierung verhindern. Grundsätzlich soll z. B. beim Gebrauch von Wasch- oder Geschirrspülmitteln auf die korrekte Dosierung geachtet werden. Wäsche sollte bei möglichst niedrigen Temperaturen (Ausnahme: potenziell infektiöse Wäsche) und voller Beladung der Waschmaschine gewaschen werden (AOK o. J.). Wenn möglich, sollte Wäsche energiesparend im Freien getrocknet werden. Dies empfiehlt sich z. B. für die Wäsche von MmgB, die in Kleingruppen oder im ambulant betreuten Einzelwohnen leben. Auch beim Geschirrspülen mit der Maschine ist auf eine korrekte Dosierung des Geschirrspülmittels zu achten. Die Spültemperatur sollte möglichst niedrig, die Spülmaschine voll beladen sein. Beim Spülen von Hand hat das Spülen unter fließendem Wasser im Vergleich zum Spülen in einem Spülbecken einen deutlich höheren Energie- und Wasserverbrauch. Die Umweltauswirkungen von Haushaltsreinigern hängen zum einen von den Inhaltsstoffen der jeweils verwendeten Reiniger ab, werden jedoch v. a. auch durch die Mengen des verwendeten Reinigungsmittels und die Menge des für den Reinigungsvorgang benötigten Wassers bestimmt (Probst o. J.).

In zahlreichen Kosmetikprodukten wie Waschgelen oder Lippenstiften ist Mikroplastik enthalten. Darüber hinaus enthalten fast alle Kosmetika und Körperpflegeprodukte (Duschgels, Shampoos etc.) verschiedenste Duftstoffe. Diese sind häufig Allergie auslösend und in der Umwelt nur schwer abbaubar. Bei bestimmten Kosmetika wie Zahnpasta, Lippenstiften und Sonnencremes werden zudem Nanopartikel eingesetzt, zu deren gesundheitlichen Auswirkungen derzeit noch geforscht wird (BUND o. J.). Welche gesundheitlichen Auswirkungen es haben kann, wenn MmgB z. B. regelmäßig ihre Zahncreme verschlucken, weil sie nicht in der Lage sind, den Mund nach dem Zähneputzen zu spülen und die Spülflüssigkeit auszuspucken, ist bislang unbekannt.

Die Inhaltsstoffe der Wasch- und Reinigungsmittel und deren Abbaupro-dukte sowie der Kosmetika gelangen in Deutschland größtenteils über die Haushaltsabwässer in die kommunalen Kläranlagen. Es hängt von der Leistungs-fähigkeit der jeweiligen Kläranlage ab, ob diese dort zurückgehalten bzw. zu unschädlichen Produkten abgebaut werden können. Insbesondere die meist sehr langlebigen Konservierungsmittel können nur bedingt durch konventionelle Klär-anlagen zurückgehalten werden und gelangen über den Abfluss der Kläranlagen in die Umwelt.

Fazit: Nachhaltiges und gesundheitsförderndes Leben in Einrichtungen der Behindertenhilfe – ein Beitrag zur Planetary Health

Um Menschen mit geistiger Behinderung ein nachhaltiges und gesundheitsförderndes Leben in einer Einrichtung der Behindertenhilfe bzw. im ambulant betreuten Wohnen zu ermöglichen, ist nicht nur eine nachhaltig gesundheitsfördernde Unterkunft nötig (Kap. 3.2), die den Bewohner*innen Schutz und Sicherheit bietet, sondern u. a. auch das Angebot von gesundem, nachhaltigem Essen und Trinken (Kap. 3.3), die Möglichkeit zu gesundem Schlaf und ausreichend Bewegung (Kap. 3.4), eine adäquate, nachhaltige Körperpflege (Kap. 4.2), eine nachhaltige gesundheitliche Versorgung durch geschulte Fachkräfte (s. Kap. 4.1) sowie die Möglichkeit, Nähe und soziale Beziehungen zu erleben. Letzteres beinhaltet auch nachhaltige Optionen der Mobilität (Kap. 3.4 und der Kommunikation, die den Bedürfnissen und Wünschen der MmgB entsprechen. Besonders wichtig ist für MmgB bei alldem das Gefühl der emotionalen Sicherheit, das auch das Vertrauen in die Menschen in der unmittelbaren Umgebung, d. h. Angehörige, Betreuungskräfte und Freunde, umfasst (Habermann-Horstmeier 2018, S. 145). Um dies zu gewährleisten, wird in den Einrichtungen deutlich mehr Personal und v. a. gut ausgebildetes Personal benötigt. Nicht erst die COVID-19-Pandemie hat gezeigt, dass ein höherer Personalschlüssel sowohl im stationären wie im ambulanten Bereich zukünftig dringend nötig ist, um den dort betreuten MmgB ein nachhaltiges, gesundheitsförderndes Leben zu ermöglichen.

Ein bei Behinderteneinrichtungen oft als selbstverständlich vorausgesetzter, aber längst nicht überall umgesetzter Punkt im Rahmen der nachhaltigen Gestaltung von Wohnraum und Wohnumfeld ist das Thema „Barrierefreiheit". Barrierefreiheit ist eine wichtige Voraussetzung für die Inklusion (s. Kap. 2.3).

L. Habermann-Horstmeier, *Soziale, gesundheitliche und ökologische Nachhaltigkeit in der Behindertenarbeit*, essentials, https://doi.org/10.1007/978-3-662-68718-5_5

Leider wird „barrierefrei" vielfach noch immer mit „rollstuhlgerecht" gleichgesetzt. Eine barrierefreie Einrichtung sollte jedoch nicht nur die Bedürfnisse der Rollstuhlnutzer berücksichtigen, sondern auch die der Menschen mit Geh-, Seh-, Hör- oder kognitiven Einschränkungen. Wie wichtig eine auch im Notfall funktionierende Barrierefreiheit z. B. im Zusammenhang mit Evakuierungen infolge von Extremereignissen im Rahmen des Klimawandels ist, wurde in Kap. 3.5 angesprochen.

Die COVID-19-Pandemie zeigte auch, wie wichtig regelmäßige Phasen der Bewegung in der Natur (einschl. des Kontakts zu Tieren) für die psychische und physische Gesundheit von MmgB ist. Eine nachhaltig gesunde Lebenswelt für MmgB umfasst daher auch das unmittelbare und weitere Wohnumfeld. Zum Wohnumfeld eines Menschen gehören neben den Innenräumen auch die Bereiche im Freien (Balkon, Terrasse, Garten) sowie der wohnungsbezogene Wahrnehmungsraum (die „Aussicht"). Verschiedene Studien konnten in den letzten Jahren die intensive Wirkung der Natur auf das Wohlbefinden und das seelische Gleichgewicht der Menschen nachweisen (Bratman et al. 2019).

Damit Klimawandel, Umweltverschmutzung und der Verlust an Biodiversität nicht weiter zunehmen und die Lebenswelt für MmgB damit auch in Zukunft lebenswert bleibt, müssen in allen Bereichen unserer Gesellschaft, d. h. auch in der Behindertenarbeit, umgehend Maßnahmen ergriffen werden, die nachhaltig die Gesundheit von Mensch und Ökosystemen im Blick haben. Der *Intergovernmental Panel on Climate Change* (IPCC) hat deutlich gemacht, dass die Gesundheit und das Wohlergehen der Menschen und damit letztendlich auch die menschliche Zukunft von der Unversehrtheit ihrer natürlichen Umwelt abhängt (IPBES und IPCC 2021; Watts et al. 2021). Eine wichtige Konsequenz hieraus war die Weiterentwicklung des *Planetary-Health-Ansatzes,* der sich mit den Folgen der anthropogenen Einflüsse auf die natürlichen Systeme der Erde und deren Auswirkungen auf die menschliche Gesundheit sowie die Gesundheit allen Lebens auf der Erde auseinandersetzt (Haines und Frumkin 2021, S. 198 f.). Nach dem Planetary-Health-Ansatz ist die Gesundheit der Menschen eng mit der Gesundheit der Ökosysteme verbunden. Um Ökosysteme als wertvolle Gesundheitsressource dauerhaft zu erhalten, sind tiefgreifende gesellschaftliche Anstrengungen nötig, die alle Bevölkerungsgruppen mitnehmen und sich an den Prinzipien der Nachhaltigkeit, Gerechtigkeit und Teilhabe orientieren (Rockström et al. 2023; WBGU 2023). Dazu müssen Rahmenbedingungen geschaffen werden, die den betroffenen Menschen ein nachhaltiges, gesundheitsförderndes Verhalten erleichtern bzw. dieses erst möglich machen (WBGU 2023). Im Bereich der Behindertenarbeit müssen hierzu in erster Linie Maßnahmen der Verhältnisprävention ergriffen werden, die den MmgB in den Einrichtungen und im ambulant betreuten Wohnen sowie den dort arbeitenden Betreuungskräften ein nachhaltiges und gesundheitsförderndes Leben ermöglichen. Leider spielen hier bislang Maßnahmen der Verhältnisprävention, die die sehr unterschiedlichen Fähigkeiten und Möglichkeiten der MmgB berücksichtigen, noch immer eine untergeordnete Rolle (Beispiel: Projekte „Gesunde Lebenswelten" der Ersatzkassen[1]). Um auch auf lange Sicht Menschen mit geistiger Behinderung unabhängig von der Art und dem Grad ihrer Einschränkungen ein nachhaltiges, gesundes Leben zu ermöglichen, braucht es in erster Linie eine nachhaltig gesundheitsfördernde Lebenswelt, die in ein gesundes Ökosystem eingebettet ist, sowie eine sie tragende Gesellschaft, die das Wohl aller Menschen und die Unversehrtheit ihrer natürlichen Umwelt im Blick hat.

---

[1] Siehe: https://www.gesunde-lebenswelten.com/gesund-vor-ort/menschen-mit-behind erung-und-angehoerige/.

Was Sie aus diesem *essential* mitnehmen können

- Nach dem Planetary-Health-Ansatz und den UN-Nachhaltigkeitszielen müssen im Bereich der Behindertenarbeit Rahmenbedingungen geschaffen werden, die es den in stationären Einrichtungen lebenden sowie den ambulant betreuten Menschen mit geistiger Behinderung (MmgB), aber auch den dort arbeitenden Menschen ermöglichen, in sozialer, gesundheitlicher und ökologischer Hinsicht ein nachhaltiges, gesundheitsförderndes Leben zu führen.
- Hierzu braucht es in allen Bereichen deutlich mehr Personal, das v. a. auch im Hinblick auf die verschiedenen Aspekte der Nachhaltigkeit gut ausgebildet ist.
- Ein zentraler Aspekt bei der Schaffung geeigneter nachhaltiger Rahmenbedingungen ist die Vermittlung des Gefühls von Schutz und emotionaler Sicherheit.
- Außer einer nachhaltig gesundheitsfördernden Unterkunft und Betreuung beinhalten diese Rahmenbedingungen auch gesundes, nachhaltiges Essen und Trinken, die Möglichkeit zu gesundem Schlaf und ausreichend Bewegung, eine nachhaltige Körperpflege sowie nachhaltige Optionen der Mobilität und Kommunikation, die den Bedürfnissen und Wünschen der MmgB entsprechen.
- Sind die genannten sozialen, gesundheitlichen und ökologischen Maßnahmen aufeinander abgestimmt, können sich zusätzliche gesundheitliche Co-Benefits ergeben, die zu mehr Gesundheit bei den betreuten MmgB und ihren Assistenz- und Betreuungskräften führen.

Verzeichnis der Literaturquellen

Allweiss T (2016) Gesund Essen. Ein partizipatives Forschungsprojekt in einer Werkstatt für behinderte Menschen. Abschlussbericht in leicht verständlicher Sprache. September 2016, aktualisiert März 2017. https://www.gesunde-lebenswelten.com/fileadmin/user_upload/Gesund_vor_Ort/Projekte/GESUND__Abschlussbericht_gesund_essen.pdf. Zugegriffen: 28. Juli 2023

AOK (2022) Ökologisches Wäschewaschen: eine Frage des Know-hows. AOK Gesundheitsmagazin. Stand: 24.01.2022. https://www.aok.de/pk/magazin/nachhaltigkeit/gesundes-wohnen/die-besten-tipps-um-waesche-nachhaltig-zu-waschen/. Zugegriffen: 28. Juli 2023

Arzneimittelkommission der Deutschen Apotheker (2022) Ökotoxizität von Diclofenac – Hinweise zum verantwortungsbewussten Umgang. 02/22 Information der Institutionen und Behörden. Pharm Ztg 167(2): 85. https://www.abda.de/fuer-apotheker/arzneimittelkommission/amk-nachrichten/detail/02-22-information-der-institutionen-und-behoerden-amk-oekotoxizitaet-von-diclofenac-hinweise-zum-verantwortungsbewussten-umgang/. Zugegriffen: 28. Juli 2023

BAG – Bundesamt für Gesundheit (2018). Endokrine Disruptoren. Factsheet. https://www.bag.admin.ch/bag/de/home/gesund-leben/umwelt-und-gesundheit/chemikalien/chemikalien-a-z/endokrine-disruptoren.html. Zugegriffen: 28. Juli 2023

BAGFW – Bundesarbeitsgemeinschaft der Freien Wohlfahrtspflege e. V. (2018) Gesamtstatistik 2016. Einrichtungen und Dienste der Freien Wohlfahrtspflege. Berlin, Bundesarbeitsgemeinschaft der Freien Wohlfahrtspflege e. V.

Ballester J, Quijal-Zamorano M, Méndez Turrubiates RF, Pegenaute F, Herrmann FR, Robine JM, Basagaña X, Tonne C, Antó JM, Achebak H (2023) Heat-related mortality in Europe during the summer of 2022. Nat Med 29:1857–1866. https://doi.org/10.1038/s41591-023-02419-z

Bayerisches Staatsministerium für Ernährung, Landwirtschaft und Forsten (2021) Bayerische Leitlinien Seniorenverpflegung – Es ist angerichtet! Genussvoll essen in Senioreneinrichtungen. Stand November 2021. https://www.kern.bayern.de/leitlinienseniorenverpflegung. Zugegriffen: 28. Juli 2023

Bayerisches Staatsministerium für Familie, Arbeit und Soziales (o. J.) Die Bedeutung der Inklusion. https://www.stmas.bayern.de/inklusion/begriff/index.php#:~:text=Ink

lusion20heiC39Ft2C20dass20Menschen20mit,Teil20der20Gesellschaft20zu20sein. Zugegriffen: 28. Juli 2023

Bellini C, Eder M, Senn L et al (2022) Providing care to patients in contact isolation: is the systematic use of gloves still indicated? Swiss Med Wkly 152:w30110. https://doi.org/ 10.4414/smw.2022.w30110

Bender N, Habermann-Horstmeier L (2022) Ernährung, Übergewicht und Folgekrankheiten aus Sicht der Evolution. In: Bender N, Habermann-Horstmeier L (Hrsg) Evolution und Gesundheit. Wie beeinflussen Lebensweise und Ernährung die Medizin und unsere Gesundheit? Hogrefe Verlag, Bern, S 203–273

Beyer RM, Manica A, Mora C (2021) Shifts in global bat diversity suggest a possible role of climate change in the emergence of SARS-CoV-1 and SARS-CoV-2. Sci Total Environ 767:145413. https://doi.org/10.1016/j.scitotenv.2021.145413

Bielfeldt S, Urquhart D, Brandt M, Hennighausen N, Bazzanella R (2022) Reduction of residual topical diclofenac in waste water by a wiping procedure before hand washing. Chemosphere 292:133350. https://doi.org/10.1016/j.chemosphere.2021.133350

BpB – Bundeszentrale für politische Bildung (2021) Jahrhunderthochwasser 2021 in Deutschland. https://www.bpb.de/kurz-knapp/hintergrund-aktuell/337277/jahrhunderth ochwasser-2021-in-deutschland/. Zugegriffen: 28. Juli 2023

Brandes S, Stark W (2021) Empowerment/Befähigung. In: Bundeszentrale für gesundheitliche Aufklärung (BZgA) (Hrsg) Leitbegriffe der Gesundheitsförderung und Prävention. Glossar zu Konzepten, Strategien und Methoden. https://doi.org/10.17623/BZGA:Q4-i01 0-2.0

Bratman GN, Anderson CB, Berman MG, Cochran B, de Vries S, Flanders J, Folke C, Frumkin H, Gross JJ, Hartig T, Kahn Jr. PH, Kuo M, Lawler JJ, Levin PS, Lindahl T, Meyer-Lindenberg A, Mitchell R, Ouyang Z, Roe J, Scarlett L, Smith JR, van den Bosch M, Wheeler BW, White MP, Zheng H, Daily GC (2019) Nature and mental health: An ecosystem service perspective. Sci Adv 5(7):eaax0903. https://doi.org/10.1126/sciadv. aax0903

Brunke M, Chaberny IF, Gastmeier P, Kolbe-Busch S, Wendt C, Arvand M (2023) Der indikationsgerechte Einsatz von medizinischen Einmalhandschuhen in der Krankenversorgung: Gibt es hier Handlungsbedarf? Epid Bull 18:3–6. https://www.rki.de/DE/ Content/Infekt/EpidBull/Archiv/2023/Ausgaben/18_23.pdf?__blob=publicationFile. Zugegriffen: 28. Juli 2023

BUND. (o. J.) Nanomaterialien in Kosmetika. Welche Risiken davon ausgehen. Wie Sie sie erkennen können. Berlin:Bund für Umwelt und Naturschutz Deutschland e. V. (BUND). https://www.bund.net/fileadmin/user_upload_bund/publikationen/chemie/nanotechnolo gie_nanokosmetik_faltblatt.pdf. Zugegriffen: 28. Juli 2023

Bundesministerium für Ernährung und Landwirtschaft (o. J.) Konzept zur Förderung einer nachhaltigen Ernährunghttps://www.bmel.de/SharedDocs/Downloads/DE/_Ernaehrung/ Nachhaltige-Konsum/konzept-nachhaltige-ernaehrung.pdf?__blob=publicationFile&v= 2#:~:text=Fazit3A20In20Anlehnung20an20die,unseres20ErnC3A4hrungsstils20mC3B 6glichst20positiv20sind. Zugegriffen: 28. Juli 2023

Burtscher R (2017) Subjektive Perspektiven und objektive Fakten im Gesundheitssystem. Zweiter Teilhabebericht: Kapitel 5. Vortrag auf der Fachtagung des Aktionsbündnisses Teilhabeforschung vom 10.11.2017

Coppus A, Evenhuis H, Verberne GJ, Visser F, van Gool P, Eikelenboom P, van Duijin C (2006) Dementia and mortality in persons with Down's syndrome. J Intellect Disabil Res 50(10):768–777. https://doi.org/10.1111/j.1365-2788.2006.00842.x

Daughton CG (2014) Eco-directed sustainable prescribing: feasibility for reducing water contamination by drugs. Sci Total Environ 493:392–404. https://doi.org/10.1016/j.scitot env.2014.06.013

DBfK – Deutscher Berufsverband für Pflegeberufe e. V. (2020) Pflege im Umgang mit dem Klimawandel. Informationen und Tipps für Pflegende zum Umgang mit den Auswirkungen der Wetterextreme. Deutscher Berufsverband für Pflegeberufe – DBfK Bundesverband e. V., Berlin https://www.dbfk.de/media/docs/download/Allgemein/Broschuere-Pfl ege-im-Umgang-mit-dem-_Klimawandel_2020-07-fin.pdf. Zugegriffen: 28. Juli 2023

de Schrijver E, Bundo M, Ragettli MS et al (2022) Nationwide analysis of the heat- and cold-related mortality trends in Switzerland between 1969 and 2017: The role of population aging. Environ Health Perspect 037001:1–9. https://doi.org/10.1289/EHP9835

DEGAM (2022) Klimabewusste Verordnung von inhalativen Arzneimitteln. DEGAM S1-Handlungsempfehlung. AWMF-Register-Nr. 053-059. Deutsche Gesellschaft für Allgemeinmedizin und Familienmedizin e.V., Bonn. https://www.degam.de/files/Inhalte/ Leitlinien-Inhalte/Dokumente/DEGAM-S1-Handlungsempfehlung/053-059_20Klimabe wusste20Verordnung20von20Inhalativa/oeffentlich/053-059l_S120Klimabewusste20 0VO20Inhalativa_16-05-2022.pdf. Zugegriffen: 28. Juli 2023

Deutscher Ethikrat (2016) Patientenwohl als ethischer Maßstab für das Krankenhaus. Stellungnahme, 05. April 2016. https://www.ethikrat.org/fileadmin/Publikationen/Stellungn ahmen/deutsch/stellungnahme-patientenwohl-als-ethischer-massstab-fuer-das-kranke nhaus.pdf. Zugegriffen: 28. Juli 2023

Dietrich J, Hammerl JA, Johne A, Kappenstein O, Loeffler C et al (2023) Auswirkungen des Klimawandels auf lebensmittelassoziierte Infektionen und Intoxikationen. J Health Monit 8(S3):85–101. https://doi.org/10.25646/11393

Došen A (2018) Psychische Störungen, Verhaltensprobleme und intellektuelle Behinderung. Ein integrativer Ansatz für Kinder und Erwachsene. 2 Aufl. Hogrefe, Göttingen

DWD – Deutscher Wetterdienst (2022) Deutschlandwetter im Sommer 2022. Sonnigster Sommer seit Messbeginn / Einer der vier wärmsten Sommer seit 1881. Ausgabejahr 2022. Datum 30.08.2022. https://www.dwd.de/DE/presse/pressemitteilungen/DE/2022/ 20220830_deutschlandwetter_sommer2022_news.html. Zugegriffen: 28. Juli 2023

DWD – Deutscher Wetterdienst: Heißer Tag. o. J.a https://www.dwd.de/DE/service/lexikon/ Functions/glossar.html?lv2=101094&lv3=101162#:~:text=Ein20HeiC39Fer20Tag20ist 20ein,der20Anzahl20der20Sommertage. Zugegriffen: 28. Juli 2023

DWD – Deutscher Wetterdienst: Tropennacht. o. J.b https://www.dwd.de/DE/service/lex ikon/Functions/glossar.html?lv2=102672&lv3=102802. Zugegriffen: 28. Juli 2023

Ebi KL, Bowen K (2023) Green and blue spaces: crucial for healthy, sustainable urban futures. The Lancet Published Online January 31, 2023. https://doi.org/10.1016/S0140-6736(23)00096-X

Ebi KL, Ogden NH, Semenza JC et al (2017) Detecting and attributing health burdens to climate change. Environ Health Perspect 125(8):85004. https://doi.org/10.1289/EHP 1509

Egger M, Kuehni C, Habermann-Horstmeier L (2021) Wasser. In: Egger M, Razum O, Rieder A (Hrsg) Public Health Kompakt, 4. Aufl. De Gruyter Verlag, Berlin, S 293–299

FAO, WHO (2019) Sustainable healthy diets – Guiding principles. Rome and Geneve: Food and Agriculture Organization of the United Nations (FAO) and World Health Organization (WHO). https://www.who.int/publications/i/item/9789241516648. Zugegriffen: 28. Juli 2023

Gaffron P, Freude M (2021) Differenzierung der Feinstaubexposition in Deutschland nach sozioökonomischem Status. Sachverständigengutachten im Auftrag des Umweltbundesamts. Umwelt & Gesundheit 03/2021. Umweltbundesamt, Dessau-Roßlau. https://www.umweltbundesamt.de/sites/default/files/medien/5750/publikationen/2021-06-14_uug_03-2021_feinstaubexplosion_soziooekonomisch_0.pdf. Zugegriffen: 28. Juli 2023

Gasparrini A, Armstrong B, Kovats S et al (2012) The effect of high temperatures on cause-specific mortality in England and Wales. Occup Environ Med 69(1):56–61. https://doi.org/10.1136/oem.2010.059782

GDV – Deutsche Versicherer zur Schadensverhütung (2018) Gebäudeschutz vor Hagel. Leitfaden zu Gefahren, Risiken, Schutzkonzept und Schutzmaßnahmen. VdS 6100: 2018-10(01). https://www.gdv.de/resource/blob/51404/13469a60adc5b511a08fe9cf1da813f4/leitfaden-vds-gebaeudeschutz-vor-hagel-data.pdf. Zugegriffen: 28. Juli 2023

Gertler M, Dürr M, Renner P et al (2015) Outbreak of cryptosporidium hominis following river flooding in the city of Halle (Saale), Germany, August 2013. BMC Infect Dis 15:88. https://doi.org/10.1186/s12879-015-0807-1

Habermann-Horstmeier L (2018) Grundlagen der Gesundheitsförderung in der stationären Behindertenarbeit. Hogrefe Verlag, Bern, Kompaktreihe Gesundheitswissenschaften

Habermann-Horstmeier L (2020a) COVID-19-Fallzahlen und Sterberaten in Behinderteneinrichtungen in Baden-Württemberg. Ein Vergleich mit Daten aus Schweden, den Niederlanden und den USA. Stand: 22.09.2020. Villingen Institute of Public Health (VIPH), Villingen-Schwenningen. https://doi.org/10.13140/RG.2.2.27675.28964

Habermann-Horstmeier L (2020b) Die Situation von Menschen mit geistiger Behinderung in Zeiten der COVID-19-Pandemie aus Sicht der Betroffenen, ihrer Angehörigen und Betreuungskräfte. Ergebnisse einer qualitativen Public-Health-Studie. Stand: 10.08.2020. Villingen Institute of Public Health (VIPH), Villingen-Schwenningen. https://doi.org/10.13140/RG.2.2.35400.55040

Habermann-Horstmeier L (2020c) Menschen mit geistiger Behinderung in Zeiten der Covid-19-Pandemie. Eine Betrachtung aus Public Health-Perspektive. Stand: 18.05.2020. Villingen Institute of Public Health (VIPH), Villingen Schwenningen. https://doi.org/10.13140/RG.2.2.32624.69121

Habermann-Horstmeier L (2022) Behinderung im Alter. In: Drews J, Langer PC, Scharenberg D (Hrsg) Altern mit Stigma. Springer, Wiesbaden, S 61–103

Habermann-Horstmeier L, Bender N (2021) Life Course Approach to Health. Gesundheit im Verlauf des Lebens. Hogrefe, Bern

Habermann-Horstmeier L, Huber V (2023) Anpassung der städtischen Infrastruktur an den Klimawandel. Eine Public-Health-Maßnahme. ASU (Arbeitsmedizin Sozialmedizin Umweltmedizin) 58(8):484-488. https://www.asu-arbeitsmedizin.com/praxis/umwelt-und-gesundheit-anpassung-der-staedtischen-infrastruktur-den-klimawandel. Zugegriffen: 28. Juli 2023

Habermann-Horstmeier L. Horstmeier LM, Breinlinger L (2023) In welchem Maße können sich Menschen mit geistiger Behinderung in die Situation des Altseins hineinversetzen? Eine explorative Studie zum episodischen Zukunftsdenken bei Menschen mit geistiger

Behinderung. Vierteljahresschrift für Heilpädagogik 92(2):111–126. https://www.reinha
rdt-verlag.de/vhn20230204_habermann_horstmeier_fachbeitrag_in_welchem_masse_
koennen_sich_menschen_mit_geistiger_behinderung/. Zugegriffen: 28. Juli 2023

Haines A, Frumkin H (2021) Climate Change. In: Haines A, Frumkin H (Hrsg) Planetary
Health. Cambridge University Press, Cambridge, Safeguarding Human Health and the
Environment in the Anthropocene, S 34–76

Hamilton I, Kennard H, McGushin A et al (2021) The public health implications of the Paris
Agreement: a modelling study. The Lancet Planetary Health 5(2):e74–e83. https://doi.
org/10.1016/S2542-5196(20)30249-7

Hauff V (Hrsg) (1987) Unsere gemeinsame Zukunft. Der Brundtland-Bericht der Weltkom-
mission für Umwelt und Entwicklung. Greven, Eggenkamp

Huber V (2017) Der anthropogene Klimawandel und seine Folgen: Wie sich Umwelt- und
Lebensbedingungen in Deutschland verändern. In: Günster C, Klauber J, Robra BP,
Schmuker C, Schneider A (Hrsg) Versorgungs-Report Klima und Gesundheit. Medizinisch Wissenschaftliche Verlagsgesellschaft, Berlin, S. 9–22. https://www.mwv-open.de/
site/chapters/e/10.32745/9783954666270-1/. Zugegriffen: 28. Juli 2023

Hummel FC, Cohen LG (2005) Drivers of brain plasticity. Curr Opin Neurol 18(6):667–674.
https://doi.org/10.1097/01.wco.0000189876.37475.42

Imhof R, Chaberny IF, Schock B (2021) Gloves use and possible barriers – an observational
study with concluding questionnaire. GMS Hyg Infect Control 16: Doc08. https://doi.org/
10.3205/dgkh000379

IPBES, IPCC (2021) IPBES-IPCC co-sponsored workshop on biodiversity and climate
change – scientific outcome. IPBES (Science-Policy Platform on Biodiversity and Ecosystem Services) and IPCC (Intergovernmental Panel on Climate Change. https://ipbes.
net/sites/default/files/2021-06/2021_IPCC-IPBES_scientific_outcome_20210612.pdf.
Zugegriffen: 28. Juli 2023

IPCC (2021) Climate Change 2021: The Physical Science Basis. https://www.ipcc.ch/report/
sixth-assessment-report-working-group-i/. Zugegriffen: 28. Juli 2023

IPCC (2023) Synthesis Report of the IPCC Sixth Assessment Report (AR6). Longer
Report. IPCC AR6 SYR. https://www.ipcc.ch/report/ar6/syr/downloads/report/IPCC_
AR6_SYR_LongerReport.pdf. Zugegriffen: 28. Juli 2023

Khan A, Jia Z (2023) Recent insights into uptake, toxicity, and molecular targets of micropla-
stics and nanoplastics relevant to human health impacts. iScience 26(2):106061. https://
doi.org/10.1016/j.isci.2023.106061

Krolewski R (2022) Klimaschutz und Gesundheit. Die Patienten informieren. Deutsches
Ärzteblatt 119(10): B370–B371. https://www.aerzteblatt.de/archiv/223883/Klimaschutz-
und-Gesundheit-Die-Patienten-informieren. Zugegriffen: 28. Juli 2023

Kundi M, Habermann-Horstmeier L (2021) Boden. In: Egger M, Razum O, Rieder A (Hrsg)
Public Health Kompakt, 4. Aufl. Hogrefe, Bern, S 301–309

Künzli N, Hoffmann B, Habermann-Horstmeier L (2021) Luft. In: Egger M, Razum O,
Rieder A (Hrsg) Public Health Kompakt, 4. Aufl. De Gruyter Verlag, Berlin, S 310–320

Lebenshilfe Kreisvereinigung Ahrweiler e. V. (2021) Tragödie im Lebenshilfehaus. Fluten
kosten zwölf Menschen das Leben. 16. Juli 2021. https://www.lebenshilfe-ahrweiler.de/
2021/07/16/fluten_in_lebenshilfe/. Zugegriffen: 28. Juli 2023

Lebenshilfe Nordrhein-Westfalen (2021) Verbesserungen bei barrierefreiem Katastrophenschutz. Lebenshilfe Nordrhein-Westfalen e. V., Hürth. https://www.lebenshilfe-nrw.de/

de/landesverband/Meldungen/Recht/Verbesserungen-beim-barrierefreien-Katastrophen
  schutz.php. Zugegriffen: 28. Juli 2023
Leopoldina – Nationale Akademie der Wissenschaften (2016) Zum Verhältnis von Medizin
  und Ökonomie im deutschen Gesundheitswesen. Diskussion Nr. 7. http://daebl.de/SE76.
  Zugegriffen: 28. Juli 2023
Litke N, Szecsenyi J, Wensing M, Weis A (2020) Green Hospitals. Klimaschutz im Kran-
  kenhaus. Deutsches Ärzteblatt 117(11): A544–A547. https://www.aerzteblatt.de/archiv/
  212983/Green-Hospitals-Klimaschutz-im-Krankenhaus. Zugegriffen: 28. Juli 2023
Luschkova D, Traidl-Hoffmann C, Ludwig A (2022) Climate change and allergies. Allergo
  J Int. 31(4):114–120. https://doi.org/10.1007/s40629-022-00212-x
Mansuy IM, Gurret JM, Lefief-Delcourt A (2020) Wir können unsere Gene steuern! Die
  Chancen der Epigenetik für ein gesundes und glückliches Leben, 2. Aufl. Berlin Verlag,
  Berlin
Mc Call T, Liedtke TP, Liebig-Gonglach M et al (2020) EcoHealth und Stadtplanung. Eine
  Public-Health- Perspektive. In: Bundesinstitut für Bau-, Stadt- und Raumforschung im
  Bundesamt für Bauwesen und Raumordnung (Hrsg) Gesundheit und Krankheit in räum-
  licher Perspektive. Informationen zur Raumentwicklung. Stuttgart: Franz Steiner Verlag,
  Heft 1/2020, S 84–95.
Morabito M, Profili F, Crisci A, Francesconi P, Gensini GF, Orlandini S (2012) Heat-related
  mortality in the Florentine area (Italy) before and after the exceptional 2003 heat wave in
  Europe: an improved public health response? Int J Biometeorol 56:801–810. https://doi.
  org/10.1007/s00484-011-0481-y
Nirje B, Perrin B (1991) Das Normalisierungsprinzip – und seine Mißverständnisse. Sonder-
  druck der Lebenshilfe. Band 3. Wien: Lebenshilfe Österreich 1991. https://bidok.uibk.ac.
  at/projekte/behindertenbewegung/docs/normalisierungsprinzip.pdf. Zugegriffen: 28. Juli
  2023
Osterloh F (2021) Klimaschutz im Krankenhaus. Der Strukturwandel hat begonnen. Deutsches Ärzteblatt 118(26): A1299-A1304. https://www.aerzteblatt.de/archiv/220014/Kli
  maschutz-im-Krankenhaus-Der-Strukturwandel-hat-begonnen. Zugegriffen: 28. Juli
  2023
Osterloh F (2022) Schutz vor der Hitze. Deutsches Ärzteblatt 119(5):A162–A164. https://
  www.aerzteblatt.de/archiv/223050/Klimawandel-Schutz-vor-der-Hitze. Zugegriffen: 28.
  Juli 2023
Ostertag K, Bratan T, Gandenberger C et al (2020) Ressourcenschonung im Gesundheitssek-
  tor – Erschließung von Synergien zwischen den Politikfeldern Ressourcenschonung und
  Gesundheit. Umweltbundesamt (UBA), Dessau-Roßlau. https://www.umweltbundesamt.
  de/publikationen/ressourcenschonung-im-gesundheitssektor. Zugegriffen: 28. Juli 2023
Probst S (o. J.) Neun Tipps für einen umweltfreundlichen Frühjahrsputz. WWF Blog. World
  Wildlife Fund (WWF). https://blog.wwf.de/tipps-fruehjahrsputz/amp/?gclid=CjwKCA
  jwq4imBhBQEiwA9Nx1BoB22TixOHTOwDoNi8w2fMPJPPpbN6L0z_uE4l2ic9NR_
  i_MtXG-rBoC8kEQAvD_BwE. Zugegriffen: 28. Juli 2023
Pufé I (2017) Nachhaltigkeit. 2017, 3. Aufl. UVK Verlagsgesellschaft, Konstanz, S 102ff.
  https://doi.org/10.36198/9783838587059
Rink D, Kabisch S (2017) Urbane Transformationen und die Vision nachhaltiger Stadtentwicklung. In: Brand KW (Hrsg) Die sozial-ökologische Transformation der Welt.
  Campus Verlag, Frankfurt/New York, S 243–266. https://www.researchgate.net/profile/

Dieter-Rink/publication/326342738_Urban_transformations_towards_sustainability/
links/5f2c222d92851cd302e19f84/Urban-transformations-towards-sustainability.pdf.
Zugegriffen: 28. Juli 2023

RKI – Robert Koch-Institut (2021) Infektionsrisiken in Überschwemmungsgebieten in
Deutschland. Stand: 26.07.2021. https://www.rki.de/DE/Content/InfAZ/U/Ueberschw
emmung/Infektionsrisiken.html#:~:text=GrundsC3A4tzlich20kC3B6nnen20C3BC
ber20fC3A4kal20kontaminiertes,Erkrankungen20oder20Hepatitis20A20fC3BChren.
Zugegriffen: 28. Juli 2023

RKI – Robert Koch-Institut (2023) West-Nil-Fieber im Überblick. https://www.rki.de/DE/
Content/InfAZ/W/WestNilFieber/West-Nil-Fieber_Ueberblick.html. Zugegriffen: 28.
Juli 2023

Rockström J, Gupta J, Qin D et al (2023) Safe and just Earth system boundaries. Nature
619:102–111. https://doi.org/10.1038/s41586-023-06083-8

Roizen NJ (2010) Chapter one – Overview of health issues among persons with Down Syndrome. International Review of Research in Mental Retardation 39(1):3–33. https://doi.
org/10.1016/S0074-7750(10)39001-X

Sappok T, Zepperitz S (2019) Das Alter der Gefühle. Über die Bedeutung der emotionalen
Entwicklung bei geistiger Behinderung. 2 Aufl. Hogrefe, Bern

Saucy A, Ragettli MS, Vienneau D et al (2021) The role of extreme temperature in cause-
specific acute cardiovascular mortality in Switzerland: A case-crossover study. Sci Total
Environ 790:147958. https://doi.org/10.1016/j.scitotenv.2021.147958

Schmitt-Sausen N (2017) Heilende Architektur: Der Krankheit Raum geben. Deutsches
Ärzteblatt 114(13):A-626/B-540/C-526. https://www.aerzteblatt.de/archiv/187401/Hei
lende-Architektur-Der-Krankheit-Raum-geben. Zugegriffen: 28. Juli 2023

Schröder J, Moebus S (2021) Klimasensible Stadtplanung und Stadtentwicklung. In: Günster C, Klauber J, Robra BP, Schmuker C, Schneider A (Hrsg) Versorgungs-Report Klima
und Gesundheit. Medizinisch Wissenschaftliche Verlagsgesellschaft, Berlin, S 205–218.
https://doi.org/10.32745/9783954666270-15

Seidel M (2011) Psychopharmaka bei Menschen mit geistiger Behinderung – Erfüllte und
unerfüllte Versprechen – Dokumentation der Arbeitstagung der DGSGB am 12.11.2010
in Kassel. https://dgsgb.de/downloads/materialien/Band24.pdf. Zugegriffen: 28. Juli
2023

Seifert M (2009) Selbstbestimmung und Fürsorge im Hinblick auf Menschen mit besonderen
Bedarfen. Die Fachzeitschrift der Lebenshilfe 48(3):122–128. https://www.lebenshilfe.
de/fileadmin/Redaktion/PDF/Wissen/public/Zeitschrift_Teilhabe/TH_2009_3.pdf. Zugegriffen: 28. Juli 2023

Sheehan R, Hassiotis A, Walters K, Osborn D, Strydom A, Horsfall L (2015) Mental illness,
challenging behaviour, and psychotropic drug prescribing in people with intellectual disability: UK population based cohort study. BMJ 351:h4326. https://doi.org/10.1136/bmj.
h4326

Statistisches Bundesamt & Umweltbundesamt (2015) Daten zur Umwelt. Umwelt, Haus-
halte und Konsum. Stand: 15. Oktober 2015. Umweltbundesamt, Dessau-Roßlau. https://
www.umweltbundesamt.de/sites/default/files/medien/378/publikationen/daten_zur_
umwelt_umwelt_haushalte_und_konsum_2.pdf. Zugegriffen: 28. Juli 2023

Strydom A, Chan T, King M, Hassiotis A, Livingston G (2013) Incidence of dementia in older adults with intellectual disabilities. Res Dev Disabil 34:1881–1885. https://doi.org/10.1016/j.ridd.2013.02.021

Suzman J (2021) Sie nannten es Arbeit. Beck Verlag, München, Eine andere Geschichte der Menschheit. C.H

Turk MA, Landes SD, Formica MK, Gross KD (2020) Intellectual and developmental disability and COVID-19-case-fatality trends: TriNetX analysis. Disabil Health J 13(3):100942. https://doi.org/10.1016/j.dhjo.2020.100942.

Umweltbundesamt (2016) Häufige Fragen zu Phthalaten bzw. Weichmachern. AQ des Bundesinstitutes für Risikobewertung (BfR) und des Umweltbundesamtes (UBA) vom 10. Februar 2013. Stand: 21.11.2016. https://www.umweltbundesamt.de/themen/gesundheit/umwelteinfluesse-auf-den-menschen/chemische-stoffe/weichmacher/haeufige-fragen-zu-phthalaten-bzw-weichmachern#was-sind-phthalate-wozu-dienen-sie.   Zugegriffen: 28. Juli 2023

Umweltbundesamt (2020) Nachhaltige Mobilität. Stand: 11.09.2020. https://www.umweltbundesamt.de/themen/verkehr/nachhaltige-mobilitaet. Zugegriffen: 28. Juli 2023

Umweltbundesamt (2022) Öffentlicher Personennahverkehr. Stand: 29.08.2022. https://www.umweltbundesamt.de/themen/verkehr/nachhaltige-mobilitaet/oeffentlicher-personennahverkehr. Zugegriffen: 28. Juli 2023

UN – United Nations (2006) Behindertenrechtskonvention – Gesetz zu dem Übereinkommen der Vereinten Nationen vom 13. Dezember 2006 über die Rechte von Menschen mit Behinderungen sowie zu dem Fakultativprotokoll vom 13. Dezember 2006 zum Übereinkommen der Vereinten Nationen über die Rechte von Menschen mit Behinderungen (Deutsche Version); https://www.behindertenrechtskonvention.info/. Zugegriffen: 28. Juli 2023

UN – United Nations (2015). Transforming our world: the 2030 Agenda for Sustainable Development. https://sdgs.un.org/2030agenda. Zugegriffen: 28. Juli 2023

Unwin GL, Deb S (2008) Use of medication for the management of behavior problems among adults with intellectual disabilities: a clinicians' consensus survey. Am J Ment Retard 113(1):19–31. https://doi.org/10.1352/06-034.1

Vicedo-Cabrera AM, Scovronick N, Sera F (2021) The burden of heat-related mortality attributable to recent human-induced climate change. Nat Clim Chang 11:492–500. https://doi.org/10.1038/s41558-021-01058-x

von Allmen S (2018) Emotionale Entwicklung und Herausforderndes Verhalten – eine Wechselwirkung bei Menschen mit kognitiver Beeinträchtigung. Hochschule Luzern, Bachelor-Arbeit, Ausbildungsgang Sozialpädagogik, Kurs VZ 2015-2018. https://zenodo.org/record/1435396/files/2018_ba_von%20Allmen.pdf. Zugegriffen: 28. Juli 2023

Wagner J, Steinbach N, Mellerowicz H, Kröfges P, von Fritschen M (2022) Umweltbewusster Umgang mit Arzneimitteln: Wie Ärzte sich beteiligen können. Dtsch Arztebl 119(9):A-380/B-312. https://www.aerzteblatt.de/archiv/223745/Umweltbewusster-Umgang-mit-Arzneimitteln-Wie-Aerzte-sich-beteiligen-koennen. Zugegriffen: 28. Juli 2023

Wang J, Li S, He B (2020) Chinese physicians' attitudes toward eco-directed sustainable prescribing from the perspective of ecopharmacovigilance: a cross-sectional study. BMJ Open 10(6):e035502. https://doi.org/10.1136/bmjopen-2019-035502

Watts N, Amann M, Arnell N et al (2021) The 2020 report of the Lancet Countdown on health and climate change: responding to converging crises. The Lancet 397(10269):129–170. https://doi.org/10.1016/S0140-6736(20)32290-XZugegriffen:28.Juli2023

WBGU (2023) Gesund leben auf einer gesunden Erde. Hauptgutachten. WBGU – Wissenschaftlicher Beirat der Bundesregierung Globale Umweltveränderungen, Berlin. https://www.wbgu.de/fileadmin/user_upload/wbgu/publikationen/hauptgutachten/hg2023/pdf/wbgu_hg2023_vorlaeufig.pdf. Zugegriffen: 28. Juli 2023

Wershofen B, Mertes H, Schoierer J, Deering K (o. J.) Hitzemaßnahmenplan für stationäre Einrichtung en der Altenpflege – Aus der Praxis für die Praxis. Institut und Poliklinik für Arbeits-, Sozial- und Umweltmedizin, AG Globale Umwelt-Gesundheit. Institut für Didaktik und Ausbildungsforschung in der Medizin, Klinikum der LMU, München. http://www.klinikum.uni-muenchen.de/Bildungsmodule-Aerzte/download/de/Klima3/Massnahmenplan/neu/Hitzemassnahmenplan.pdf. Zugegriffen: 28. Juli 2023

WHO – Weltgesundheitsorganisation (1986) Ottawa-Charta zur Gesundheitsförderung. WHO, Genf. https://apps.who.int/iris/handle/10665/349654. Zugegriffen: 28. Juli 2023

WHO – World Health Organization, World Bank (2011) Weltbericht Behinderung. WHO, Genf. https://www.bar-frankfurt.de/fileadmin/dateiliste/rehabilitation_und_teilhabe/International_Themen/Reha_International/downloads/weltbericht-behinderung-2011.pdf. Zugegriffen: 28. Juli 2023

Willett W, Rockström J, Loken B, Springmann M, Lang T, Vermeulen S, Garnett T, Tilman D, DeClerck F, Wood A et al (2019) Food in the Anthropocene: the EAT-Lancet Commission on healthy diets from sustainable food systems. Lancet (London, England) 393(10170):447–492. https://doi.org/10.1016/S0140-6736(18)31788-4

Printed in the United States
by Baker & Taylor Publisher Services

Printed in the United States
by Baker & Taylor Publisher Services